Deleau.

APERÇU
SUR L'ABUS
DU VOMISSEMENT
PROVOQUÉ DANS LES MALADIES,
AVEC DES
RÉFLEXIONS
Pour venir à l'appui
DE LA DOCTRINE PHYSIOLOGIQUE
DE M.ᵉ BROUSSAIS ;

Par DELEAU, le jeune, Docteur en Médecine de la Faculté de PARIS, ex-chirurgien au 4.ᵉ regiment de cuirassiers.

Liberam profiteor medicinam, nec ab antiquis sum, nec à novis ; utrosque ubi veritatem colunt, sequor.
KLEINIUS, *interpres clinicus*, *Præf.*

A COMMERCY,
De l'IMPRIMERIE du *Narrateur de la Meuse.*
1820.

A Monsieur BROUSSAIS,

Docteur en médecine, Médecin en chef et Professeur de Clinique à l'hôpital militaire du Val-de-Grâce de Paris, membre de la Société d'Émulation, chevalier de la Légion d'honneur etc.

Génie observateur! Vous qui, le premier, avez donné des fondemens inébranlables à la Médecine, daignez recevoir ce foible gage d'une reconnaissance éternelle pour les grands biens que vos talens assurent aux générations futures.

1.º APERÇU
SUR L'ABUS
DU VOMISSEMENT,
Provoqué dans les Maladies.

JE pense qu'il n'est pas inutile, avant de commencer ce que j'ose à peine qualifier du nom de Mémoire, d'entrer dans quelques généralités relatives à l'histoire du vomissement provoqué par l'art, et aux moyens autrefois mis en œuvre pour le favoriser, rendre ses efforts plus doux, calmer ses accidens primitifs, et prévenir les désordres qui en sont si souvent la suite. Cet exposé, que je rendrai le plus succinct possible, servira à prouver que telle est la marche que suit presque toujours l'esprit humain : quand il parvient à faire une nouvelle découverte, il a soin de l'entourer de tout ce qui est utile pour la présenter dans tout son beau et cacher ses côtés défectueux ; mais une fois que quelques personnages marquant l'ont préconisée et que la foule l'a adoptée, on s'en tient à l'objet seul et on néglige ses annexes. C'est ce qui est pré-

cisément arrivé pour le vomissement provoqué ;
on a vanté ses effets ; pour le rendre plus efficace
et moins nuisible , on lui a associé diverses pra-
tiques fort-utiles, qu'ensuite , sa réputation
bien ou mal acquise, a fait négliger ; on a fermé
les yeux sur les maux qu'il produits, et grâce
à la routine, il s'est traîné jusqu'à nous, entre
les mains des esprits peu observateurs et du
peuple. Oui, j'ose le dire, et sans crainte d'être
démenti, (1) les indications d'après lesquelles
on prescrit les émétiques sont, au contraire,
presque toutes des contre-indications. Quand on
aura fait une étude plus approfondie des membranes muqueuses gastriques et de leurs fonctions , on se convaincra que ces humeurs imaginaires qui stagnent dans l'estomac, sont un
reste de l'humorisme conservé par les préjugés :
on saura aussi que ces agens thérapeutiques
agissant trop fortement sur l'économie animale ,
changent trop subitement l'état actuel des organes ; trop d'actions sont mises simultanément
en jeu . pour qu'on puisse distinguer et juger les

---

(1) Je ne prétends pas dans cet opuscule rendre cette assertion tout-à-fait résolue : je laisse cette tâche à des médecins plus
expérimentés que moi et plus habiles à exprimer leurs idées par
écrit : mon seul désir est d'appeller l'attention des néophytes en
médecine physiologico-pathologique.

épiphénomènes qu'il détermine souvent et qui ajoutent de la gravité à la maladie que l'on veut traiter. Si, en employant ces médicamens , on a quelquefois produit des changemens heureux et même des guérisons spontanées, il ne faut pas croire que ces cas peu nombreux soient suffisans pour autoriser empiriquement leur emploi , surtout comme le font bien des gens qui n'attendent pas même qu'il y ait chez eux indication pour se faire vomir ; ils s'imaginent qu'il se forme des humeurs sur les surfaces gastriques qu'il faut évacuer, sans quoi elles deviendraient le levain d'une maladie grave. Qu'ils reviennent de leur erreur, et qu'enfin ils ne donnent plus lieu de dire avec raison : *miserè illos vivere , qui medicè vivunt !*

Il paraît que de tout tems , le vomissement provoqué a été mis en usage , non seulement pour guérir et prévenir les maladies , mais même pour satisfaire la sensualité. Vers l'époque de la décadence de l'empire romain , le luxe gastronomique était porté à un tel degré , qu'après s'être forcé de manger de ces plats recherchés , décrits en partie dans le traité d'*Apicius Cœlius*, on savait se procurer du soulagement par l'évacuation de tout ce qu'une gourmandise effrénée avait fait avaler. Cette singulière cou-

tume , déjà en vogue du tems du prince des ora-
teurs romains , et qui atteint aussi le beau sexe,
était appelée *Syrmaïsme*. Asclépiade eut beau
réclamer contre l'abus de ces vomissemens forcés
et prouver qu'ils étaient nuisibles aux organes
digestifs et à la nutrition ; Vitellius, dit Sué-
tonne, et avec lui la plupart des grands mangeurs , n'en continuèrent pas moins l'emploi
honteux et dégoûtant, afin d'être toujours dispos
à de nouveaux excès. Si l'on en croit Martial
et le satyrique Juvénal, les prétendues gens du
bon ton, s'aiguillonnaient ainsi l'estomac avant
de se mettre à table, et le soir aux bains,
rejettaient les résidus de la digestion : souvent
même pendant le repas, ils passaient dans une
pièce voisine pour vomir dans des cuvettes disposées exprès , et rentraient au sallon de fes-
tin tout prêts à reprendre de nouveaux alimens.
*Cet usage prévenait-il les embarras gastriques
des auteurs modernes*? on serait porté à le croire,
si la cause prochaine de cette affection résidait
véritablement dans les saburres , la bile etc.
comme on le répète si souvent.

Si ces grands mangeurs , partisans du syrmaïsme . eussent connu les suites du vomissement réitéré , et les accidens qui l'accompagnent
fort souvent , ils n'eussent pas manqué d'aban-

donner un régime aussi meurtrier et aussi capable de détruire les estomacs les plus robustes. Tous les jours on est témoin des funestes effets qui arrivent pendant ou après cet acte désordonné, et cependant à voir la pratique de beaucoup de médecins, il semblerait qu'on n'en obtient que d'heureux résultats. Voici quelques preuves du contraire : M. Guersen a fait l'ouverture d'une fille de 7 ans, chez laquelle il a trouvé une rupture de l'œsophage. effet du vomissement. Boheraave cite un cas semblable : un troisième est rapporté dans le journal de Baldinger.

Un quinquagénaire, dit Lieutaud, expira à la suite d'un vomissement ; on trouva à l'ouverture du cadavre, le diaphragme déchiré. Budaëns fit la même observation. Un autre homme voulant se guérir d'une forte colique par le vomissement, fut pris de convulsions et périt. (St.-André, dans l'ouvrage de Gohl.)

Un homme de Puligny (département de la Meurthe) qui prit un émétique d'après le conseil d'une voisine, expira dans de cruelles souffrances ; si cet homme eut été ouvert, peut-être aurait-on trouvé aussi chez lui, une déchirure semblable.

L'on trouve encore quelques personnes qui,

sous le vain prétexte que le vomissement augmenté par l'art. a quelquefois guéri le vomissement, prescrivent l'émétique dans des cas
semblables; l'aphorisme des Purgons, dit *Vitet*,
(*vomitus à vomitu curatur*) a été plus funeste
aux hommes que toutes les pestes.

Madame Poignant de Forcelle (département
de la Meurthe), légèrement indisposée, prit
un émétique pour recouvrer, disait-elle, son
appétit. Le lendemain il se déclara une fièvre
intermittente, pernicieuse, dont les concentrations existaient alternativement sur l'estomac,
la poitrine et la tête : (fièvre pernicieuse, gastrique, pneumonique et céphalalgique des auteurs); le quinquina que je lui ai administré à
forte dose, a rétabli sa santé.

Monsieur Ducrot, de Benet, (département
de la Meurthe), ayant fait la même imprudence,
en fut quitte pour des convulsions et d s crampes
qui lui firent un moment craindre pour ses
jours. L'on peut encore ajouter à ces observations tous les cas innombrables des fièvres, dites
bilieuses passées à l'état adynamique immédiatement après l'administration de l'émétique etc.

Je pourrais multiplier les observations qui
démontrent les mauvais effets des émétiques employés à contre-tems; mais je crois devoir m'en

abstenir, parce qu'il n'est personne qui ne puisse en ajouter à celles que je viens de rapporter.

Tant d'insuccès et de défaveurs jetés sur les vomitifs, n'étonnent nullement un esprit observateur qui a quelque teinture de physiologie et qui sait avec Hérophile, que les médicamens ne sont rien quand ils sont mal administrés, mais qu'ils sont *les mains des Dieux*, quand leur application est sagement dirigée. De nos jours, nulles précautions ne précèdent et n'accompagnent l'usage des agens émétiques et l'on n'emploie aucun moyen pour en diminuer les effets pernicieux. Qu'il en était autrement chez les anciens Grecs, quand ils voulaient obtenir des médications au moyen des substances énergiques! Par exemple : s'ils prescrivaient l'ellébore pour faire vomir, afin d'y disposer l'estomac et essayer s'il pouvait exécuter et soutenir de fortes contractions, ils prescrivaient quelques boissons douces et miellées ; de légers évacuans, des lavemens, des bains, des frictions huileuses, la promenade ; quelques substances nauséabondes ; ils provoquaient de légers vomissemens à l'aide d'une plume ou du mouvement circulaire etc.

Après l'administration du remède, si les contractions de l'estomac ne suffisaient pas pour donner lieu à l'évacuation, ou s'il y avait convu'sions, crampes sans vomissement ; ils introduisaient dans la gorge de longues plumes d'oies, ou des gantelets imprégnés d'huile de cyprès, percutaient la région épigastrique, tiraillaient les membres, administraient quelques boissons composées de mélicrat, de rue ou d'ellébore, agitaient le corps placé sur un lit suspendu transversalement, auquel ils faisaient exécuter des mouvemens semblables au roulis d'un vaisseau etc.

Si, au contraire, le vomissement était trop violent, pour en modérer les effets et prévenir tout danger, on avait sous la main des huiles d'iris ou de roses, des ventouses, des sternutatoires, des suppositoires, des emplâtres, des lavemens purgatifs et narcotiques, des bains, des vins d'absinthe, des cataplasmes émolliens et anodins, des rubéfians, des antispasmodiques tant externes qu'internes : les moyens propres à agir sur le moral, tels que contes agréables et flatteurs, frayeurs subites, injures même, n'étaient pas épargnés.

Enfin, après avoir obtenu les effets désirés, le malade était porté sur un lit de repos et incité à un sommeil réparateur des forces par quelques eclegmes calmans, le silence, l'obscurité, et des attouchemens légers sur les jambes et les pieds. Voit-on maintenant prendre d'aussi grandes précautions et si bien accomplir cet aphorisme ? *Oportet autem non modò seipsum exhibere quæ oportet facientem, sed etiam ægrum et præsentes et externa.*

On oublie tellement ce beau précepte du père de la médecine, que souvent sans voir les malades, quelques médecins ont l'imprudence d'ordonner l'émétique comme si ses effets étaient toujours aussi innocens que ceux d'un loock. Ignorent-ils donc que le nombre, la durée, la violence des vomissemens varient suivant la constitution individuelle et l'état de l'estomac? que chez certaines personnes sensibles et irritables, ils sont accompagnés de crampes, de mouvemens convulsifs, d'épigastralgie, de vomissement de sang, et que d'autres ont des syncopes ?

Si tous ces désordres arrivent chez des sujets en santé, quels sont ceux qui surviennent dans des cas de maladie ? En voici un assez remarquable : M. Demangelle, de Forcelle, (département de la Meurthe), âgé de 58 ans, d'une constitution grêle et délicate, tombé malade à la suite de fatigues. Il envoie consulter M.*** qui, après quelques questions, ordonne de provoquer le vomissement avec trois grains de tartrate antimonié de potasse : qu'arriva - t - il? l'affection qui était une gastrite aiguë sans vomissemens , redoubla d'intensité , et déjà le lendemain du vomitif, tous les symptômes faisa ent craindre une terminaison funeste; la peau était sèche et brûlante, la face amaigrie , les traits tirés vers la ligne médiane; la bouche sèche; la langue pointue et rouge ; la soif intense ; les vomituritions fréquentes ; l'épigastralgie accompagnée d'une toux sèche et de difficulté de respirer etc. La diète, les fomentations émollientes, les boissons gommeuses , les lavemens et les autres remèdes de même nature que je prescrivis, apportèrent en peu de tems une amélioration marquée. Malgré la grande foiblesse et la maigreur de M. Demangelle , j'avais espoir de le voir bientôt rétabli ; l'appétit était bon et la digestion se faisait bien ; mais il eut l'imprudence de boire du vin fort et en grande quantité, la première inflammation reparut, et avec elle un catarrhe pulmonaire , que les adoucissans et les révulsifs les mieux appropriés ne purent empêcher de passer à l'état chronique , d'où s'en suivit l'hydropisie générale et la mort.

Quelques mots sur l'Estomac et les phénomènes du vomissement provoqué.

Avant de provoquer une médication, le médecin doit toujours se rappeller quelles sont les propriétés vitales de l'organe avec lequel il veut mettre les médicamens en contact, et les sympathies qu'il détermine le plus ordinairement sur les systèmes environnans. Il doit aussi se rendre compte des modifications qu'éprouvent ces phénomènes physiologiques dans tous les cas pathologiques connus, afin de pouvoir calculer, le plus approximativement possible, les effets primitifs et secondaires des agens thérapeutiques qu'il veut employer. Il est aussi essentiel qu'il sache que quelque fois il survient à la suite de l'administration d'un médicament, des actions organiques autres que celles qu'il a lieu d'attendre et qui sont dues principalement à l'idiosincrasie du sujet. C'est ainsi que l'on voit des personnes que trois à quatre grains de tartre stibié font aller par le bas, tandis que de l'eau miellée simple détermine chez elle le vomissement.

C'est pour remplir ces utiles préceptes que je vais énoncer quelques particularités physio-

(16)

logiques et pathologiques relatives au système
digestif.

L'estomac situé au centre de l'économie animale, enveloppé d'un grand nombre d'organes,
ne peut devenir accessible aux sens dans ses
diverses affections pathologiques que par l'intermède des sympathies de contiguité et de
continuité qu'il détermine : ces dernières surtout, qui ont lieu sur l'organe du goût, fournissent des signes d'une utilité incontestable,
mais qui malheureusement ne sont appréciées
que depuis la découverte des diverses espèces
de gastrites. En voyant la langue, on peut dire
s'il y a sthénie ou asthénie dans l'estomac; on
peut même, jusqu'à un certain point, déterminer le dégré de ces deux lésions des propriétés
vitales : Si les forces sont en excès, les bords
et la pointe de la langue sont rouges ; quelque
fois elle l'est dans toute ses parties ; elle est
aussi rétrécie, aiguë et toujours plus ou moins
sèche. Tous ces symptômes varient avec les périodes de la maladie.

Au contraire, si les forces sont en défaut,
le tissu de la langue est pâle sur les bords,
vers la pointe et au centre; elle présente beaucoup de largeur et presque toujours est humide.

Les humeurs qui se déposent à sa surface

fournissent encore des signes de quelque utilité. Cependant, ces signes ne sont pas toujours certains, comme ceux que donne la couleur du tissu, parce que la matière des sécrétions varie selon une infinité de circonstances ; par exemple: on donne comme symptômes de l'embarras gastrique, une langue couverte d'un enduit muqueux, blanchâtre ou jaunâtre ; ces symptômes ne peuvent devenir des signes de cette affection, car la bâse est presque toujours recouverte d'un mucus épais le matin, quànd on est encore à jeun. Les personnes qui dorment après le dîner ont aussi fort souvent la langue chargée : quelques individus l'ont toujours jaunâtre et n'en ont pas moins bon appétit. Dans l'inanition portée à un certain dégré, tous les symptômes de l'embarras gastrique se manifestent, et cependant cette affection ne peut pas exister ; quels seraient les matériaux de cet embarras ? Cette théorie surannée des divers enduits de la langue est aussi fausse que les explications que Bordeu donne sur leur formation ; ils sont dûs, dit-il, aux parties les plus subtiles des matières qui séjournent dans l'estomac (I)

______

(1) Beaucoup de praticiens admettent encore aujourd'hui de *pareilles sublimations* dans l'intérieur de nos organes et pour

2

Outre les signes fournis par la langue, et propres à faire connaître l'état de l'estomac, l'étude des membranes muqueuses, directement accessibles aux sens, offre aussi le moyen de parvenir au même but ; parce qu'étant de même nature, douées des mêmes propriétés vitales, ayant à-peu-près les mêmes usages que celles qui tapissent l'intérieur des voies gastriques, elles doivent nécessairement toutes être sujettes aux mêmes modifications physiologiques et pathologiques ; ainsi donc, les connaissances acquises sur celles-là sont applicables à celles-ci ; toutefois, cependant, il ne faut pas oublier de tenir compte des différences dues à la situation, aux rapports existans avec les tissus et les organes contigus et continus, aux corps étrangers qui les touchent habituellement, etc. C'est pour avoir trop négligé d'étudier les maladies en suivant cette sage méthode, que l'on a si long-tems divagué sur les prétendues fièvres essentielles, défendues encore aujourd'hui avec tant de chaleur par les partisans des subtilités et

---

troubler cette opération chimique qui semble avoir lieu dans toutes les maladies, comme nous le verrons, ils ont continuellement l'émétique sous la main. Pourquoi faut-il qu'un reste d'humorisme, l'embarras gastrique et les fausses idées que l'on a sur les sécrétions de la langue, aient entretenu si longtems dans l'erreur les praticiens même les plus distingués ?

des hypothèses. Quelles sont donc les contra-
dictions à reprocher à celui qui dit : le coryza,
vulgairement appelé rhume de cerveau, les
angines, etc., sont des inflammations qui donnent lieu, quand elles sont légères à une sécrétion plus grande des mucosités, mais, qui étant
plus fortes, déterminent la suppression de cette
sécrétion remplacée alors par une simple exsu-
dation de sérosité, et qui ajoute : qu'il en est
de même des phlegmasies, nommées gastrites
et enterites. Si les propriétés vitales, dit-il,
dépassent peu les bornes physiologiques, les
cryptes muqueux entrant en action, leur produit
de même que la bile, abondent dans l'estomac,
(embarras gastriques des auteurs). Si au contraire, ces propriétés sont développées avec
énergie, les sécrétions se suppriment dans les
endroits les plus enflammés, et il ne s'y fait
plus qu'une légère exhalation de sérosité qui,
se desséchant par le contact de l'air, forme
des croûtes noires, principal symptôme, dit-on,
des fièvres putrides, malignes etc. (1)

L'estomac dans l'état sain, jouit d'une force
digestive surprenante; on en voit qui se débar-
rassent en peu de tems et sans en être lésés de

____

(1) Voyez ma dissertation inaugurale sur la cause prochaine de
la fièvre adynamique ; *Paris*, 23 *juin* 1818.

cailloux, d'os, de pièces de monnaie etc. L'habitant des Zônes Torrides avale sans crainte et en grande quantité, le gingembre, le poivre, le girofle, les pimens, le bétel, l'arec, le cachou etc. La bile même, qui joue un si grand rôle dans presque toutes les maladies, selon la plûpart des médecins, n'a guères plus de prise sur lui; en effet Cabrol parle d'un homme chez qui le canal cholédoque s'insérait si près de l'estomac et offrait une telle amplitude qu'il pouvait verser la bile également dans ce viscère et dans le duodenum. *Lieutaud*, *Zacutus*, *Bonet*, *Mœbius* et *Vésale* assurent même avoir vu le canal s'ouvrir dans la cavité de l'estomac.

Mais, quand cet organe est irrité à un certain dégré, tout lui devient étranger; il rejette les boissons les plus adoucissantes; il se contracte sur lui-même et exerce sur le duodenum des tractions qui font prendre à la bile un cours inaccoutumé. La présence de ce fluide augmentant encore l'intensité du mal, il survient dans les organes éloignés des accidens qui indiquent l'intime liaison existante entre le gaster et le reste de l'économie; ainsi, les éruptions cutanées et la transpiration se suppriment; les plaies pâlissent et leurs bords se boursoufflent; les cicatrices se rompent, le pus devient fétide, la vaccine ne suit plus sa marche accoutumée etc.

Si l'estomac affecté porte le trouble dans toute l'économie, en revanche le moindre organe malade pervertit ses fonctions : telle est la cause qui fait croire que toutes les maladies commencent par des indigestions, et fait trouver tant de complications d'embarras gastriques. La douleur d'un point quelconque du corps, a dit avec raison mon collègue Lasser dans sa thèse, excite le trouble sympathique de l'estomac. Qu'un faisceau de capillaires sanguins soit dans un état inflammatoire chez une personne très-irritable, on remarquera toujours altération de la digestion. Pour prouver cette proposition, continue-t-il, je citerai les exemples suivans pris sur trois malades observés à l'hôpital militaire de Paris. Le premier est un jeune canonnier à cheval, qui fit une chûte sur le grand trochanter droit; le deuxième, un sous-officier vétéran, qui reçut sur le pied gauche la roue d'une voiture ; le troisième, un hussard vénérien, porteur d'un bubon sur lequel on appliqua la potasse caustique. Ces trois hommes, qui, avant l'événement se portaient bien d'ailleurs, éprouvèrent quelque tems après les symptômes suivans : Douleur extrêmement vive de la partie lésée, accélération du pouls,

en outre tous les signes d'une phlegmasie gastrique, marqués par la chaleur brûlante de
la peau, l'inappétence, la sécheresse de la
bouche, la soif vive, la céphalalgie.

Cette triple observation démontre que les
nerfs établissent une correspondance intime
entre l'estomac et toutes les parties du corps;
en effet, lorsqu'un corps irritant destructeur
agit sur un point quelconque de nos membres,
ce sont toujours les nerfs qui reçoivent l'impres-
sion et la transmettent au cerveau, d'où elle
est réfléchie sur l'estomac, le plus important
des viscères de l'économie; aucun organe ne
reçoit plus facilement que lui l'influence des
autres. C'est un phénomène remarquable que,
toute espèce d'affection un peu forte née dans
l'économie, altère de suite le travail de la digestion, soit que cette affection prenne sa source
dans le physique ou dans le moral. Mais, parmi
les modificateurs de l'estomac, il faut distinguer ceux qui agissent avec violence, et ceux
dont l'action est modérée; car, la nouvelle
d'un grand malheur, l'injestion d'un poison
âcre, détermineront le vomissement, les convulsions et la mort; tandis qu'une blessure
légère, une affection morale peu forte, se

borneront à suspendre les phénomènes digestifs.

Étudions maintenant les phénomènes du vomissement provoqué ; nous ferons ensuite à ce sujet quelques réflexions succinctes et nous tâcherons de déterminer si les organes qui concourrent à l'exécution de ces phénomènes tendent tous au même but ou non ; or , voici ce qui se passe communément dans l'économie après l'administration d'un émétique.

Premier tems, ou *Prodromes*. — Région épigastrique, douloureuse et légèrement tendue ; rapports nauséeux, mal - aise général , douleur frontale, face pâle , yeux saillans , peau décolorée , foiblesse extrême.

Deuxième tems , ou *symptômes propres*.

Resserrement considérable de la région de l'estomac ; tremblement de la lèvre inférieure ; écoulement des larmes ; les membres et la tête cherchant des points d'appui ; l'angoise augmente ; la respiration se suspend momentanément ; tous les muscles , notamment ceux de l'abdomen et le diaphragme se contractent avec force ; les matières contenues dans l'estomac sortent par la bouche , et quelquefois aussi sont expulsées celles qui se trouvent dans la vessie et le rectum. La respiration s'accélère ainsi que la circulation ; la peau se colore et se couvre de sueur ; un instant de repos a lieu, puis les nausées recommencent et tous les autres symptômes précités.

Troisième tems. — Un état douloureux se prolonge encore quelque tems, puis la circulation et la respiration se ralentissent peu-à-peu, enfin le sommeil et le diaphorèse viennent rétablir le calme et réparer les forces.

Si telles étaient toujours les suites de l'injestion des irritans vomitifs, on pourrait asssez souvent et avec raison, y avoir recours ; mais il s'en faut beaucoup que tous ces phénomènes se succèdent ainsi; et quand on a sous les yeux les accidens qui accompagnent et suivent leur action, il me semble qu'on doit chercher, autant que possible, à les remplacer par des agens thérapeutiques moins dangereux. En effet, tantôt le vomissement n'a pas lieu, malgré les violentes douleurs et les efforts qui se prolongent quelquefois jusqu'à ce qu'il survient une syncope; tantôt on ne peut arrêter les vomissemens ; d'autres fois enfin, il survient des crampes, des mouvemens convulsifs, des ruptures de quelques vaisseaux, et même la mort.

L'on peut trouver dans la disposition anatomique de l'estomac et des parties environnantes, les causes de ces nombreux accidens ; je pense qu'ils viennent de ce que les mouvemens organiques qui ont lieu simultanément, ne coopèrent pas tous à vider l'estomac, et se contrarient, au contraire, dans leur action.

L'opinion des anciens physiologistes sur l'acte du vomissement était que les mouvemens antipéristaltiques de l'estomac se trouvaient secondés par les contractions des muscles larges de l'abdomen, lesquels refoulaient les viscères abdominaux en haut et en arrière ; ils pensaient que le diaphragme obéissait à cette pression et qu'il remontait vers la poitrine, car s'il s'abaissait en se contractant, disaient-ils, l'œsophage qui passe dans l'intervalle de ses deux piliers se trouverait comprimé, et la sortie des matières contenues dans l'estomac ne pourrait avoir lieu par l'orifice cardiaque. Or, les expériences de Monsieur *Magendi* ont évidemment prouvé que le diaphragme se contractait : l'œsophage peut donc se trouver comprimé dans certains cas; ce qui a lieu en effet, et ce qui est d'autant plus facile à expliquer que l'ouverture qu'il franchit n'est formée que de parties musculaires et n'a pas de fibres albuginées entre-croisées comme l'ouverture aortique : telle est précisément la cause qui fait que quelques personnes ne peuvent pas vomir, malgré les grands efforts qui se passent vers les muscles larges de l'abdomen et dans les parois de l'estomac. Cette assertion prend de nouveaux fondemens quand on considère que l'évasement de la bâse de la poitrine empêche les muscles abdominaux de se porter assez en arrière pour comprimer l'estomac, et que le foie par sa situation, son volume et la solidité de son tissu, ajoute encore de nouveaux obstacles à cette compression.

Si, pour éviter ces entraves naturelles apportées au vomissement, on donnait à avaler une grande quantité de boissons, ne ferait-t-on pas naître de nouveaux obstacles? l'estomac, quand il est rempli, se relève nécessairement ; sa grande courbure se porte en avant et en haut ; sa petite où s'abouche l'œsophase, en arrière et en bas ; ce qui fait former un angle à l'ouverture cardiaque, laquelle se trouve fermée de la même manière que quand la digestion stomacale s'opère.

Exposé des effets pernicieux du vomissement provoqué dans les maladies, considérées en particulier.

Dans l'exposé suivant des maladies contre lesquelles on emploie communément l'émétique, je me vois à regret forcé de m'écarter de la classification de Mr Broussais, par la seule raison qu'elle n'est pas encore bien connue en province où j'écris. J'insisterai particulièrement sur la classe des fièvres dites essentielles, et dans tout le cours de cet opuscule, je tâcherai de mettre dans tout son jour l'avantage que présente la doctrine physiologico-pathologique qui, sans contre-dit, est la seule inébranlable. Puissent les vérités que je vais développer y ramener les partisans des fausses théories et de l'empirisme irrationnel ! C'est le vœu que tout philantrope doit s'empresser de faire avec moi.

Embarras gastrique; quelle est sa cause prochaine?

Guidé par un esprit plus exact, les médecins modernes ont abandonné presqu'en même tems toutes ces hypothèses versatiles qui servaient à expliquer comment les maladies étaient engendrées par des humeurs possédant des qualités acides, alkalines, sulfureuses, visqueuses, fluides, crues, cuites etc. et mille autres aussi déraisonnables. On n'admet plus guère maintenant que les humeurs qui s'amassent dans les voies digestives, désignées sous les noms de *saburres*, *de matières mobiles*, *de plénitudes de bile*, et qui constituent, suivant leur siège, soit un embarras gastrique, soit un embarras intestinal, soit enfin un embarras gastro-intestinal. Ce système, reste de l'humorisme, si bien classé et si bien décrit dans les auteurs, doit être entièrement abandonnné parce qu'il est par trop en opposition aux connaissance physiologiques nouvellement acquises.

D'après la dénomination de cette affection, il est évident qu'on regarde la bile et les mucosités siégeant dans l'estomac, comme la cause prochaine de l'embarras gastrique; d'où l'on conclut que les évacuans sont les remèdes indiqués. Cette idée hypothétique tombe d'elle-même, quand on réfléchit aux forces digestives de l'estomac qui est traversé journellement et sans en être affecté par les substances les plus hétérogènes, douées de qualités, bien autrement irritantes que celles que possèdent les fluides gastriques, la bile et les glaires. Sont-ce donc là des corps nuisibles? oui, dit-t-on, quand ils pèchent en qualité et en quantité; mais, pour que cela arrive, il faut une cause, qui ne peut résider ailleurs que dans les organes gastriques; cause que je nommerai *prochaine*, qui doit servir à dénommer la maladie et contre laquelle il faut diriger les moyens thérapeutiques. On ne voit pas changer sans cause connue la quantité et la qualité du mucus du nez, de l'arrière-bouche, des bronches, de la salive, des larmes, de la transpiration etc. : toujours ces excrétions sont dues à des irritations ; pourquoi n'en serait-t-il pas de même pour la bile et les glaires ou mucosités gastriques ? ne connaissant pas de lois vitales particulières pour ces deux produits, et personne n'en ayant encore indiquées, je me trouve forcé de conclure par analogie et par les faits, que les embarras gastriques décrits par les auteurs ne sont autre chose que le produit d'une irritation légère (relativement à celle que je ferai connaître) de l'estomac ou des intestins, qui augmente l'action du foie et des glandes que renferment les membranes veloutées gastriques. Les faits suivans vont encore nous prouver cette assertion d'autant plus essentielle à connaître, qu'elle est une vérité sans laquelle on ne peut exercer la médecine avec succès.

Pour prouver que l'embarras gastrique a été mal envisagé jusqu'à ces derniers tems, et que l'émétique lui est contraire, je crois devoir rappeler les causes et les symptômes de cette affection de même que le traitement généralement mis en usage.

Causes. — Les personnes adultes, le tempérament bilieux , une grande irritabilité des solides, une sensibilité morale très - développée, la saison de l'été , disposent à cette affection. Les émanations délétères, les mauvais alimens , les excès de table, l'usage des substances grasses, les vins et les liqueurs de mauvaise qualité, les préparations mercurielles , la tristesse, la colère etc., la déterminent, ainsi que les blessures et les grandes opérations chirurgicales. Reconnait-on dans cet énoncé, autant de causes propres à amasser de la bile dans l'estomac ou à irriter cet organe ? la réponse ne peut être douteuse.

Il n'est personne qui n'ait éprouvé cette anxiété, ce mal - aise, ce resserrement de la région de l'estomac. Le peuple dit : *j'ai le cœur serré*, à l'occasion de la perte d'un objet chéri, ou à la nouvelle inattendue d'un grand malheur ; tout le monde peut donc apprécier l'influence que la sensibilité morale en action a sur l'estomac ; la crainte , la peur, la frayeur , l'amour malheureux n'augmentent la secrétion de la bile que consécutivement.

Les irritations de l'estomac sont fréquentes en été et dans les climats chauds, parce que les exhalans du système cutané continuellement en action , dessèchent, pour ainsi dire , les mem-branes muqueuses et les rendent facilement im-

pressionnables, si on n'a pas le soin de les hu-
mecter souvent par des boissons tempérantes.
L'estomac ne se débarrasse que difficilement
des alimens qui exigent quelque travail de sa
part, telles que des viandes faites, des légumes
secs, des poissons huileux, salés etc. Si l'irri-
table espagnol faisait usage de la nourriture des
pêcheurs norwégiens ou irlandais, son estomac
serait bientôt irrité.

*Autres causes : les vins frelatés, les liqueurs
fortes, les excès de table* etc. — Les prétendus
amas de bile qui existent le lendemain d'un
excès dans les boissons, auraient dû suffire pour
faire connaître intimement la maladie qui fait
le sujet de cet article ; l'action de la cause doit
se présenter à l'esprit du moindre physiologiste.
Mais on ne veut pas voir d'irritations ; les yeux
sont voilés par le Brownisme ! On dit : *la veille,
il y a eu une excitation des forces vitales ; le lendemain l'estomac est tombé dans la foiblesse, il
ne peut digérer.* Raisonner de la sorte, est-ce
connaître la vitalité des organes ? Excitez l'œil
par une forte lumière, l'oreille par des sons
bruyans, les narines par des errhins, le larynx
par le chant, la peau par des frictions, la muqueuse du vagin par la répétition du coït ; le
lendemain trouverez-vous ces organes dans l'as-

thénie? J'ai vu phlogosé dans toute son étendue l'estomac d'un militaire affecté d'embarras gastrique, suite de l'administration du dento-chlorure de mercure; avant la mort fallait-il donner l'émétique à cet homme?

Les substances grasses, huileuses, se laissent difficilement pénétrer par les sucs gastriques; le pylore leur refuse le passage. C'est alors qu'on peut dire qu'il y a embarras gastrique; mais il n'est ni bilieux ni muqueux, quoique ces deux fluides s'amassent en grande quantité dans l'estomac : ce ne sont pas eux qui font le mal, ils sont au contraire un secours fourni par la nature.

Les symptômes que je vais examiner ne nous instruiront pas moins que les causes.

Symptômes : Mal-aise, pésanteur générale; langue couverte d'un enduit jaunâtre à son centre et surtout à sa bâse! (on n'a pas dit que sa pointe et ses bords étaient plus rouges que dans l'état ordinaire); bouche amère, perte d'appétit, soif, éructations, nausées et vomissemens de matières variées. La région épigastrique est douloureuse, même avant le vomissement; ce sentiment pénible se nomme cardialgie, épigastralgie; quelquefois il y a diarrhée; douleurs contusives dans les membres. A ces

phénomènes il faut ajouter un mouvement fé-
brile, qui n'existe pas quand ils sont moins
prononcés.

Avec des symptômes aussi caractériques,
d'après l'étude que nous avons faite des voies
gastriques, il est imposssible de méconnaître
une irritation de l'estomac qui augmente l'action des grandes sources de ces liquides hiété-
rogènes que l'on vomit. La bile appellée dans
l'estomac, pourrait-elle donc seule occasionner
tant de désordres? et quand on ferait cette
supposition gratuite, il faudrait encore expliquer pourquoi elle ne suit plus son cours accoutumé : il y a une cause qui la fait refluer dans
l'estomac.

Si le trouble de la circulation que l'on nomme
la fièvre, n'accompagne pas toujours cette irritation de la muqueuse gastrique, c'est qu'elle
est d'abord bornée à trop peu de faisceaux
sanguins ; elle n'a encore établi qu'un petit
nombre de sympathies. Mais bientôt, si elle
augmente d'intensité, ou si elle se propage,
soit par l'action continue de sa cause, soit par
le défaut de régime, ou enfin par des remèdes
administrés à contre-tems, le *consensus* établi
entre tous les organes par l'intermède du système

nerveux se manifeste plus ou moins, selon l'âge le sexe, le tempérament, le climat, l'intensité et la persévérance de la cause, et le traitement mis en œuvre ; la tête, la poitrine, le ventre et les membres présentent les symptômes, tantôt d'une fièvre dite bilieuse, d'autres fois d'une muqueuse, ou enfin ceux de ces pyrexies qui s'accompagnent du trouble persistant des fonctions intellectuelles.

D'après ce que je viens d'avancer, il est facile d'apprécier à sa juste valeur, toutes ces prétendues complications d'un embarras gastrique avec l'une ou l'autre des fièvres dites essentielles. On voit de même, combien il est ridicule de décrire des pyrexies moitié bilieuses et moitié muqueuses, adynamiques ou ataxiques ; toutes ces combinaisons imaginaires, qui n'existent que dans les livres, font bien voir que toutes ces maladies symptomatiques liées et confondues par des nuances, pour ainsi dire, inappréciable, ne sont qu'une relativement au siège : aussi les indications thérapeutiques ne diffèrent - elles pas.

Voici une nouvelle preuve qui pourra servir encore à justifier ma manière de voir. Il arrive assez souvent que l'irritation gastrique persiste à un dégré foible pendant un tems plus ou moins long ; tandis que les signes qui ont continué de se manifester , comme l'enduit de la langue , la céphalalgie , disparaissent ; la faim même se fait sentir et les malades mangent avec plaisir; mais quelque tems après , la digestion devient laborieuse , les éructations et les vomissemens ont lieu etc. *C'est l'embarras gastrique chronique* , dit-on ; mais où se placent donc les matériaux de cet embarras avant l'ingestion des alimens ? Pourquoi ceux-ci sont-ils rejetés au dehors et que ceux-là ne le sont pas ? c'est parce qu'ils n'existent pas : que l'on ouvre les sujets morts avec un embarras gastrique , aigu ou chronique, on se convaincra de cette vérité.

Mais , on peut m'objecter que l'embarras gastrique étant une des maladies les plus simples , qui jamais n'est mortelle par elle-même , on ne peut en voir les traces sur les cadavres. Il est certain qu'une maladie légère n'est jamais mortelle, tant qu'elle reste dans le même état; et si, lorsqu'elle s'exaspère, qu'elle s'étend sur des organes continus , on lui donne un autre nom et qu'on s'imagine qu'elle a changé de nature , il est encore certain qu'à l'ouverture du cadavre on ne croira pas en voir les traces , parce qu'on l'aura entièrement oubliée en por-

tant toute son attention sur une seconde affection supposée; voilà ce qui arrive toutes les
fois que l'embarras gastrique passe à l'état adynamique ou ataxique. On dit qu'il y a complication, et que c'est cette seconde maladie qui
a causé la mort. Si on avait connu la cause prochaine de ces affections pathologiques, on n'aurait pas fait ainsi des mélanges aussi arbitraires,
et une seule maladie n'aurait pas été transformée en une multitude d'*êtres supposés*. Pour
trouver sur les cadavres les traces d'un embarras gastrique et se convaincre que la cause
prochaine est une irritation de l'estomac et non
un amas de bile, il faut s'adresser à des individus qui ont succombé à des maladies éloignées du système digestif; par exemple, quand
de grandes blessures ont vers la fin de la vie
porté le trouble dans les voies digestives; ces
cas sont extrêmement fréquens.

Si l'on ne veut pas se rendre à ces vérités, et
qu'on persiste à supposer des amas de bile,
de glaires qui surchargent l'estomac, d'après
de spécieux raisonnemens qui sont autant de
contre-sens physiologiques, du moins qu'on
cesse l'emploi inconséquent de l'émétique. Car
je suppose un instant que ces humeurs sont la
cause première de l'irritation qui cessera sitôt

leur évacuation ; ce sel triple ne peut - il pas être remplacé par des agens plus doux ? Appliquer sur la membrane muqueuse gastrique enflammée , des médicamens plus irritans que la cause même , ce n'est pas être conséquent ; qui empêche de remplir l'estomac d'eau tiède , chargée ou non de mucilage , et de titiller l'arrière bouche. Ces moyens offriraient le double avantage de ne déterminer aucun des accidens que j'ai signalés , et les malades souffriraient moins.

Mais , dira-t-on , toutes les fois qu'on administre des émétiques foibles , la maladie reste stationnaire ou empire ; tandis que l'expérience prouve que les plus énergiques apportent une guérison prompte , *si toutefois , il n'y a pas menace de complications.*

Voici comment arrivent ces particularités qui semblent infirmer ma manière de voir , qui aujourd'hui , je n'en doute pas , serait unanimement adoptée sans ces guérisons spontanées , qui sont cependant loin d'être suffisantes pour justifier la provocation empirique du vomissement. On en appelle à l'expérience ; eh bien ! je ne m'en écarterai pas , et en l'unissant aux raisonnemens physiologiques , je vais chercher à juger la discussion. Un sujet se présente affecté d'un embarras gastrique : 1.º si vous lui prescrivez une

diète sévère, le repos et les boissons délayantes,
vous verrez qu'en peu de tems les matières dites
saburrales disparaîtront avec les autres symptômes ; 2.º si vous le faites vomir avec des agens
qui ne doivent agir que sur l'estomac, vous pro-
longerez le mal ou vous l'augmenterez, c'est-
à-dire que vous verrez survenir une fièvre dite
essentielle, ou une de ces gastrites reconnues
de tous les auteurs ; 3.º enfin, si c'est un violent émétique, que vous donnez comme c'est
le plus ordinaire, après son action il y aura
exaspération de la maladie comme dans le second
cas, ou guérison prompte due à une action
secondaire qui se sera passée sur un organe plus
ou moins éloigné de l'estomac, comme la peau
ou les gros intestins, et qui aura fait l'office d'un
puissant révulsif. Mais, cette suite heureuse du
vomissement violent n'arrive que quand on a à
faire à un malade doué d'une bonne constitution ; car s'il y a un organe délicat, affoibli par
des maladies antérieures, c'est sur lui que se
passera cette action secondaire ; ou si l'estomac
est trop éloigné de l'état de santé, il succombera
nécessairement sous le poids du remède. Les bons
observateurs savent bien que quand la langue
est trop rouge, la bouche sèche, on détermine
toujours de grands accidens par les vomitifs :

aussi ont - ils soin de prescrire pendant un ou deux jours des boissons délayantes qui calment l'inflammation ; ils obtiennent plus sûrement alors , sans cependant pouvoir s'en rendre compte, une action secondaire sur la peau , marquée par une transpiration abondante , ou sur les intestins , marquée par un flux copieux. C'est ainsi que *Sydenham* , ce grand maître , employant les sudorifiques , calmait les vomis-semens qui avaient lieu chez les pestiférés de Londres en 1665 et 1666 ; que les bains chauds arrêtent les soulèvemens spasmodiques de l'es-tomac. Toutes ces considérations ne confirment-elles pas tout ce que je viens d'émettre et ne conduisent-elles pas à adopter un traitement rationnel et expérimental , le seul que peuvent admettre des praticiens sages et éclairés ?

Cette faveur spéciale , accordée aux irritans vomitifs , vient de ces guérisons obtenues, chez des sujets forts , au début de la maladie, quand elle n'avait , pour ainsi dire , qu'effleuré la sur-face gastrique, et de ce qu'on n'a jamais voulu leur attribuer d'effets nuisibles : il semblerait que parce qu'ils portent le nom de médicamens , ils ne doivent jamais faire empirer le mal. J'ai vu de grands maîtres même , qui en avaient fait usage à contre -tems , et qui , lorsque les symptômes augmentaient en intensité et en nombre, accusaient la mauvaise disposition du sujet. Mais aujourd'hui que la physiologie, par ses progrès, est devenue l'interprète fidèle de la nature chez les êtres organisés, on ne doit plus accorder cette confiance aveugle aux médica-mens ; et quoique simples, on ne peut pas plus les employer empiriquement que les mons-trueuses compositions de polypharmaques du dix - septième siècle. Que les médecins cessent d'opposer le vomissement à l'embarras gastrique décrit dans les auteurs ; qu'ils traitent cette ma-ladie pour ce qu'elle est, une irritation de la muqueuse gastrique, ils se convaincront de la vérité et ils ne verront plus si souvent survenir de ces fièvres qu'ils appellent *complications*. S'ils veulent obtenir quelques crises, soit sur la peau, soit sur les gros intestins, il y a mille moyens directs qui, à coup sûr, deviendront dans ce cas succédanné des émétiques.

Observation d'un embarras gastrique guéri par les délayans et la diète.

Denis (Joseph), habitant de la commune de Leminville, âgé de 28 ans, doué d'une bonne constitution, n'ayant aucun chagrin, exerçant la profession de coquetier, après un voyage fatiguant entrepris par un tems pluvieux, me fait appeler le 23 juin 1819, et me dit qu'il a besoin d'un vomitif. Voici quel était son état : céphalalgie sus‑orbitaire, goût amer, anorexie, langue chargée, jaune, blanchâtre au centre, rouge à la pointe et sur les bords; éructations, nausées, constipation, épigastralgie, fatigue générale; légère accélération du pouls : (diète absolue, cataplasme de feuilles de mauve appliqué sur l'épigastre; boisson miélée et acidulée avec l'acide tartarique; lavemens d'eau de son avec addition de muriate de soude). Le 24, les nausées cessent, le sentiment de fatigue diminue: (prescription *idem*); le 25, il vaque à ses affaires; guérison parfaite le 26; la diète, la boisson et le cataplasme ont calmé l'irritation; les lavemens laxatifs ont agi comme révulsifs, en évacuant en même tems les matières fécales, et tout cela s'est passé sans douleurs.

Observation d'un embarras gastrique, guéri par le vomissement provoqué.

Le sujet de cette observation est un cuirassier qui présentait à‑peu‑près les mêmes symptômes que Denis. La cause occasionnelle de l'affection fut l'exercice à cheval par un tems chaud, après le repas du matin. L'émétique administré le lendemain de l'invasion de la maladie, provoqua de grands efforts de vomissement et une sueur abondante qui dura cinq à six heures. La nuit fut calme, le sommeil répara les forces, et la convalescence eut lieu le troisième jour à dater de l'invasion ; mais je le demande, ne fut-elle pas achetée bien cher ? Denis a-t-il autant souffert par la privation de nourriture pendant deux jours que le cuirassier par l'émétique ? a-t-il couru la chance de voir sa légère irritation transformée en une plus intense et plus étendue, appellée fièvre bilieuse, putride ? et qui voudrait s'exposer à à un pareil quitte ou double ?

Observation d'un embarras gastrique, qui, traité par l'émétique, s'est terminé par une fièvre bilieuse et une péritonite.

Monsieur Daudeleux, âgé de 56 ans, habitant Paris, fut pris d'un embarras gastrique le 21 septembre 1818, à la suite d'une indigestion : le 22, on administra un émétique qui d'abord sembla apporter du soulagement; mais le lendemain, une fièvre bilieuse la mieux caractérisée se déclara, avec des douleurs vives ressenties dans l'abdomen, augmentant à la moindre pression. La constipation, de grandes difficultés d'uriner et des vomissemens répétés accompagnaient ces symptômes. Ces deux maladies firent des progrès rapides malgré l'emploi des sangsues, des mucilagineux et des révulsifs, la mort arriva le 27 au matin.

La première observation nous montre un embarras gastrique terminé heureusement et sans douleurs par des moyens directs, rationnels et qui ne peuvent jamais faire empirer le mal. La seconde fait voir une guérison opérée par l'administration empirique de l'émétique, qui loin de borner son action à l'estomac, a déterminé par l'intermède des organes, une excitation du système cutané plus grande que celle qui existait dans les voies gastriques. Enfin, la troisième démontre que quand on n'obtient pas cet heureux effet, ce qui n'est pas rare, la maladie est toujours plus grave.

Fièvres bilieuses, putride et ataxique.

C'est avec raison que M. Pariset a dit : l'embarras gastrique est une sorte d'ébauche de la fièvre bilieuse; car, quand on examine avec un esprit non prévenu la cause prédisposante et occasionnelle, les symptômes et les terminaisons de ces deux affections, on est obligé de convenir qu'elles ne diffèrent que par rapport à l'intensité des phénomènes pathologiques. La cause prochaine doit donc siéger dans le même lieu et être d'une nature identique. C'est, en effet, ce qui a lieu dans les cas de fièvres putrides et malignes comme le prouvent l'ouverture des cadavres et les observations faites au lit des malades, quand on en approche toutefois l'esprit libre de tout système et disposé à examiner les faits, à les comparer et à en tirer de justes conséquences. -

Ce que j'avance est si vrai, qu'il n'est pas un médecin, *excepté ceux qui connaissent la gastrite*, qui, quand il traite un embarras gastrique, ne craigne de voir survenir la fièvre bilieuse ; et, quand cette dernière nuance de la même maladie existe, il se prépare déjà à combattre l'adynamie ou l'ataxie. Peut-il, d'après cela administrer des médicamens avec assurance? non, parce qu'il le fait sans connaissance de cause, qu'il n'apprécie aucun symptôme à sa juste valeur et qu'il n'a aucune idée de la cause prochaine de l'affection. S'agit-il de traiter un embarras gastrique simple, comme il est décrit dans les auteurs? d'une main assez assurée encore, il lui oppose l'émétique; mais s'il n'obtient pas cette crise dont nous avons parlé, l'irritation augmente; elle se propage vers l'organe sécréteur de la bile; alors il dit qu'il y a complication de fièvre bilieuse qui, d'après ses idées systématiques réclame encore les évacuans; il les continue et les associe avec crainte, aux rafraichissans acides. Je dis avec crainte, parce qu'il redoute de nouvelles complications qui réclament un traitement opposé.

Jusqu'ici il a eu recours aux irritans purgatifs. Cependant, de nouvelles complications surviennent; l'inflammation gastro-intestinale augmente d'intensité et d'étendue; le cœur est enchaîné par les douleurs; d'autres organes s'irritent; le trouble des fonctions cérébrales arrive etc. Il reconnaît son erreur, il croit que son tact médical a été en défaut; il n'a pas assez tôt mis en œuvre les toniques, les excitans diffusibles. En revanche, il amplifie sur Brown, il devient son corriphée. Il perd son malade, et à l'ouverture cadavérique, loin de vouloir reconnaître ses égaremens en voyant les organes sur lesquels il a déposé les quintescences les plus énergiques, enflammés, tuberculeux, ulcérés, quelquefois même gangrénés, il persiste à accuser la foiblesse des forces vitales comme cause de tous les désordres.

Observation d'une prétendue fièvre bilieuse devenue mortelle à la suite d'un vomitif.

Une fille âgée de 18 ans, habituée aux travaux de la campagne, d'un tempérament bilieux-sanguin, s'étant toujours bien portée quoique ses menstrues n'eussent pas encore paru, entra à l'hôpital de la Charité dans le mois de septembre 1817, présentant les symptômes suivans : 1.er jour, peau sèche; chaleur âcre au toucher; face rouge; le tour du nez et des yeux jaunâtre; l'épigastre douloureux, tendu, ainsi que la région iliaque droite; pouls fort et fréquent; respiration élevée; sommeil presque nul, troublé par des rêves effrayans; bouche amère; enduit jaunâtre de la langue, sa pointe et ses bords rouges; soif; dégoût pour les alimens; nausées; constipation; urines rouge foncé, épaisses; transpiration cutanée presque nulle; céphalalgie intense; douleurs dans les membres, érétisme général : (diète, limonade végétale, lavemens).

2.e jour : à-peu-près les mêmes symptômes que la veille, avec envies de vomir; toute la région hypogastrique tendue, très-douloureuse : (continnation de la boisson et des lavemens, 15 petites sangsues sur l'abdomen).

3.e jour : rémission dans tous les symptômes ; la malade dit se trouver mieux ; elle avait assez dormi pendant la nuit, le pouls était toujours fréquent, dur, et tous les signes de l'embarras gastrique persistaient; (vomitif avec l'émétique qui provoque d'abondantes évacuations et de grandes douleurs).

4.e jour : tous les symptômes augmentés ; ventre tendu, très-sensible ; douleurs dans le côté gauche de la poitrine ; langue très - sèche, pointue ; troubles dans idées ; plaintes continuelles. On pronostique la complication adynamique ; dès-lors on craint d'administrer les délayans, on les associe avec le vin et la teintnre de quinquina.

5.e, 6.e, 7.e et 8.e jours : le mal empire avec force; la fièvre dite putride se montre dans tout son jour malgré l'emploi des toniques les plus forts et des vessicatoires appliqués *dans l'intention de relever les forces.* (Ils soulagent souvent, mais c'est en agissant par une inflammation opposée à une inflammation).

Le 7.e jour, il se déclara une légère hémorrhagie nazale qui marquait bien les efforts conservateurs de la nature. On n'y fit pas plus attention qu'aux vomissemens répétés des médicamens toniques et excitans.

Le 9.ᵉ jour (28 septembre), cette fille bien constituée succomba à ses maux.

Ouverture du cadavre. Cerveau sain , poumon gauche enflammé dans la partie inférieure ; estomac phlogosé surtout vers le pylore. Fin de l'iléon et le cœcum gangrénés ;. membrane muqueuse presqu'entièrement détruite. Les ganglions mésentériques, répondant à ces parties, rouges , gonflés ; quelques-uns en pleine suppuration.

Ces grandes douleurs que la malade rapportait à l'hypogastre , indiquaient bien ce désordre des intestins ; en employant les saignées locales, comme on l'avait d'abord fait, on serait parvenu à l'arrêter ; mais on s'est imaginé qu'il existait une inflammation et une fièvre bilieuse ; on a combattu celle - là par des moyens rationnels , et celle - ci, qui n'existait pas , par les moyens qu'inventa la routine; aussi la mort en a été le résultat.

Les nausées , les vomissemens répétés , surtout quand on administrait les toniques ; les douleurs de l'épigastre etc. , faisaient bien pronostiquer ce que l'antopsie a confirmé.

Observation d'une prétendue fièvre bilieuse, traitée par le vomissement provoqué, avec rechute, et guérie par la saignée.

Cette observation est de M. Déchenoux. Un jeune homme se livrant beaucoup à l'étude, fut pris d'un embarras gastrique, pour lequel il s'administra un émétique qui lui fit rendre assez abondamment des matières bilieuses; il se sentit ensuite soulagé pendant trente heures à - peu-près; mais ayant pris quelques verres de vin pour relever ses forces, et s'étant efforcé de dé-jeûner le 4.e jour après l'administration de l'é-métique, l'inappétence, l'amertume de la bou-che, la céphalalgie et le sentiment de brisement dans les membres recommencèrent. Ces symp-tômes augmentèrent chaque jour, jusqu'à ce qu'ils caractérisèrent une fièvre bilieuse des mieux prononcées : (diète, eau d'orge, une sai-gnée du bras).

Le lendemain le malade se trouva à peine soulagé: (14 sangsues sur l'abdomen); le soir, il n'y eut plus d'épigastralgie ni de céphalalgie, le pouls fut moins fréquent, la chaleur moindre.

Le 3.e jour, le malade se trouva bien; le 4.e l'épigastralgie redevint vive, la langue fut de nouveau rouge à son pourtour ; douleurs des membres ; respiration fréquente ; état d'anxiété : (18 sangsues) ; le soir même il n'y eut plus de douleurs à l'épigastre ni dans les membres. Le 5.ᵉ jour , soulagement parfait : (limonade , diète, fomentation); du 6.ᵉ au 8.ᵉ jour , la convales- cence commença.

On voit par cette observation , qu'après la guérison des fièvres opérées par le vomissement provoqué de la manière que j'ai indiquée , l'es- tomac conserve une vive sensibilité qui a besoin d'être calmée par plusieurs jours de diète et des boissons rafraichissantes ; sinon , la maladie ne disparaît momentanément que pour revenir avec une intensité double, et c'en est fait du malade si on réitère l'émétique , ou si on n'a pas recours aux antiphlogistiques et aux révulsifs les plus forts ; moyens qui réussissent toujours plus sûre- ment dans le principe de l'affection morbide. C'est là le plus grand spécifique des fièvres dites putrides et malignes , par conséquent de la mort ; car il est à noter *qu'on ne meurt pas plus d'une fièvre bilieuse que d'un embarras gastrique ; il faut ordinairement qu'il se présente quelques phénomènes malins ou putrides.*

Observation d'une fièvre bilieuse, guérie par le vomissement provoqué.

Andrenard, maréchal-des-logis au 4.ᵉ régiment de cuirassiers, sortant des prisons de Russie au mois de janvier 1815, fut pris quelques jours après son arrivée à Evreux d'un embarras gastrique pour lequel il s'administra du vin chaud. Le lendemain de cette imprudence je lui trouvai une forte fièvre, les membres, l'épigastre et la tête douloureux ; la bouche sèche et la langue chargée ; (je ne dis rien de sa pointe, parce qu'à cette époque je n'avais aucune idée des belles découvertes de M.ʳ Broussais) ; la peau âcre au toucher ; une diarrhée copieuse, etc. Je prescrivis une limonade aux citrons : le malade la trouva bonne et en but abondamment. Le surlendemain voyant que les symptômes ne diminuaient pas assez vite, je le fis vomir avec l'émétique. Les secousses furent violentes, car le malade disait qu'il fallait les faire cesser ; une abondante transpiration s'établit ; la diarrhée diminua et disparut bientôt avec les autres symptômes en continuant plusieurs jours sa boisson raffraichissante et la diète.

Chez ce malade la gastro-entérite avait déjà été un peu calmée par le régime qu'il avait suivi ; la sur-excitation produite par le vin chaud et les organes mis en mouvement par l'acte du vomissement, ont acquis chacun un certain dégré d'érétisme qui a d'autant diminué l'excès des propriétés vitales concentrées sur la muqueuse gastro-intestinale. Dans ce cas, cette diversion, cette expansion des forces de la vie étaient encore faciles, vû la grande surface sur laquelle était répandue l'inflammation, comme l'indiquaient les symptômes de la fièvre bilieuse avec diarrhée.

La guérison a été achevée, consolidée pour ainsi dire, après l'action du tartre stibié, par la continuation d'un régime approprié au mal. Si, au lieu d'une boisson tempérante j'eusse employé un tonique excitant pour relever les forces, comme on le prescrit si souvent, j'aurais bien pu voir reparaître les *prétendues saburres.*

Observation d'une fièvre bilieuse, guérie par les antiphlogistiques.

Madame Fidelle, âgée de 48 ans, demeurant à Velle, département de la Meurthe, d'un tempérament bilioso-sanguin, fut prise d'une fièvre bilieuse le 11 décembre 1818, à la suite d'une

indigestion. On m'appela le 13 ; voici quel était
son état : coucher en supination ; yeux sensibles ; céphalalgie sus-orbitaire déchirante ;
sommeil très agité; réveils en sursauts ; face
d'une couleur rouge jaunâtre ; langue jaune blanchâtre au centre, rouge à sa pointe; soif; anorexie; envies de vomir ; vives douleurs à l'épigastre; constipation ; respiration et pouls accélé-
rés etc. Cette femme n'était plus réglée : (oximel,
fomentation sur l'abdomen, lavement émol-
lient, diète complète). Le 14, la maladie avait
continué d'augmenter ; il y avait du trouble dans
les idées ; la langue était devenue sèche, pointue;
l'épigastralgie très-forte, ainsi que l'anxiété.
Une saignée du bras soulagea beaucoup la malade, et la respiration devint plus facile. Le 15,
je prescrivis du bouillon léger, un loock pour
calmer une toux légère et un lavement avec six
gros de sulfate de soude et des feuilles de séné
pour irriter les gros intestins ; le mieux être
continua jusqu'au 18, époque de la convalescence : l'appétit et les forces se rétablirent en
peu de tems par quelques amers indigènes et
une nourriture légère.

Je pourrais multiplier ces observations qui
constatent les bons effets d'une diète sévère et
des antiphlogistiques sans vomitifs. C'est en

suivant cette méthode de traitement que l'on parviendra presque toujours à empêcher les fièvres bilieuses ou mieux les gastro-entérites de passer à l'état adynamique ou ataxique. Si toutefois cependant on a soin de soustraire les sujets à l'influence des causes déterminantes de la maladie, ce qui n'est pas toujours facile; le chagrin, par exemple, qui persiste après le développement de l'inflammation, est cause de la continuation de cette exaltation des proprié tés vitales. Comment changer une atmosphère chargée d'émanations morbides qui, comme en Orient, donnent lieu à la peste, et dans nos contrées au typhus?

Je conviens cependant que dans cette dernière affection le vomissement provoqué peut apporter une guérison prompte, l'expérience le prouve; mais il faut bien saisir le court instant quelquefois propice à cette indication; car, si on l'échappe on a toujours des suites funestes, très-bien expliquées par le siége de la maladie qui est encore le même que dans les cas de fièvres sporadiques : aussi ces affections ne diffèrent-elles que sous le rapport de la nature et du mode d'action des causes qui portent toujours directement ou indirectement leur influence sur les voies digestives. C'est à l'instant de l'im-

pression des miasmes sur cette série d'organes,
marquée par une sorte de commotion électrique
dans toutes les parties, un état de morosité,
de somnolence, par la fétidité de l'haleine etc.
que l'on nomme *époque de l'opportunité, prodrome
du typhus;* c'est à cet instant, dis-je, que le
vomissement provoqué apporte quelquefois un
soulagement spontané, en réveillant les organes
engourdis, stupéfaits, et en provoquant d'a-
bondantes excrétions et sécrétions qui entraî-
nent avec elles ce poison aërien. Mais, si on
dépose les irritans vomitifs sur des surfaces
déjà en réaction, quand elles ont outrepassé les
bornes physiologiques, quand tous les symptômes font connaître ces époques nommées *inflammatoire, nerveuse*, n'est-ce pas, à coup
sûr, agir en aveugle et faire preuve qu'on con-
naît peu les lois de la vie? Cette seconde pé-
riode une fois arrivée, il faut se conduire comme
dans les fièvres méningo-gastriques ordinaires;
c'est-à-dire, avoir toujours en vue la cause
prochaine qui n'est autre chose que la maladie
elle-même, et la combattre par des moyens que
suggère un jugement sain, nourri de toutes
les vérités physiologiques connues.

Il me serait facile de justifier encore par beaucoup d'autres observations qui me sont propres

le traitement rationnel que j'avance et de faire rejetter cette propension que l'on a pour l'émétique; mais ce serait prolonger un travail que mes faibles connaissances obligent de rendre le plus court qu'il soit possible.

J'invite mes lecteurs à observer eux - mêmes, et à se rendre compte des faits rapportés par les auteurs sans avoir égard à leurs explications systématiques , et bientôt ils seront sur la voie de la vérité ; par exemple : quand ils sauront que *Sydenham* dans la peste de Londres a toujours obtenu de bons effets de la saignée et que *Chirac* , dans la même maladie , a toujours observé à l'ouverture des cadavres, l'estomac et les intestins gorgés de sang , ulcérés , gangrénés etc. , il leur sera facile de tirer de justes conséquences ; de même que quand ils liront : « qu'on a vu plus d'une fois des constitutions ,, inflammatoires , modifier tellement des maladies d'un caractère opposé dans l'état ordinaire , qu'on les traitait presque toutes par ,, la saignée. A une certaine époque de l'année ,, 1816, il y a eu à l'Hôtel - Dieu de Paris un ,, assez grand nombre d'affections bilieuses dont ,, la plûpart ne cédèrent qu'à des applications de ,, sangsues ; moyen , en général , contre - indiqué ,, dans des cas semblables.,, (*Pinel et Bricheteau*).

Fièvre muqueuse ou adéno - meningée.

Si cette affection est le partage des sujets faibles, délicats, d'un tempérament lymphatique, débilités par des maladies antécédentes, le coït porté à l'excès, ou par l'habitation d'une contrée humide et froide, privée de l'influence solaire, par la disette etc., il est absurde et même j'oserai dire ridicule de prétendre qu'elle est due à la foiblesse des muqueuses gastriques, qui laissent transsuder un fluide qui devient cause prochaine de tous les symptômes subséquens et contre lequel il faut diriger les agens thérapeutiques, toutefois, dit - on, en faisant attention de les choisir doués de la double qualité d'évacuer, et de relever la tonicité des membranes muqueuses.

Si vraiment, la faiblesse seule était une cause suffisante pour déterminer une sécrétion morbide, pourqnoi les cryptes répandus dans toute l'étendue des membranes muqueuses gastropulmonaire et génito - urinaire ne laisseraient-ils pas couler en même tems une égale quantité de ce fluide, produit de leur action? Je dirai plus même : les follicules, les exhalans cutanés, devraient en faire autant et leur produit déterminer partout des inflammations. Mais qu'il

est loin d'en être ainsi , et combien les lois physiologiques bien étudiées prouvent que ces conséquences sont déduites d'hypothèses qui tom-
bent d'elles-mêmes ! Ne sait-on pas et l'expérience ne le prouve-t-elle pas journellement ,
que plus un être est faible et délicat, moins
ses organes peuvent repousser l'action des agens
destructeurs qui nous environnent ? Le fa ble
citadin, débilité par des jouissances prématu-
rées , ne sera-t-il pas plus facilement infecté
du virus vénérien dans un commerce impur
qu'un vigoureux campagnard? Il doit en être
de même , si l'un et l'autre s'exposent à l'influence des causes propres à déterminer une
irritation gastro-intestinale; il est vrai que les
organes souffrans ne réagiront pas sur les autres
chez l'être faible comme chez le second; mais
il n'en existera pas moins une exaltation locale
des propriétés vitales , relative aux forces générales de l'économie. Rien de si commun , dans
les tems pluvieux que ces écoulemens presque
continus nommés rhume de cerveau , flueurs
blanches etc. , produit d'une inflammation que
l'on pourrait appeler chronique en comparaison
de ces coryzas et de ces inflammations vagi-
nales qui parcourent leurs périodes d'invasion ,
d'accroissement et de rémission en un ou deux

septenaires. Ne pourrait-on pas de même appeller les prétendues fièvres muqueuses, gastro-
entérites lentes, ou chroniques, en opposition aux
gastro-entérites aiguës (fièvres bilieuse adyna.)?

Tout ce que je viens de dire sur cet ordre
de fièvres donne une idée des réflexions qui me
restent à faire relativement à la médication,
principal objet de ce mémoire. Malgré l'abondance de la *pituite* et l'*atonie* supposée de l'estomac, le vomissement provoqué, soit à l'aide
de l'ipécacuanha ou du tartrate antimonié de
potasse, ne peut être que nuisible, plus encore
dans ce cas que dans les nuances de la même
maladie précédemment énoncée (fièvres bilieuse,
adynamique), parce que les membranes muqueuses sont ordinairement affectées dans une
plus grande étendue, et parce que les organes
doués de peu d'énergie donnent rarement lieu
aux crises que j'ai fait connaître, et sont plus
susceptibles d'une concentration morbide. Si
l'action des vomitifs se borne aux voies digestives, ils prolongeront la maladie, ou ils détermineront une dentéropathie mortelle. Que
l'on ne prenne pas ce que j'avance pour une
vaine théorie ; j'en appelle à l'expérience de
tous les praticiens distingués. Dans l'épidémie
de Goettingue, que trouvait-on à l'ouverture

des cadavres ? « Les follicules muqueux de
,, l'estomac et des intestins très-développés , le
,, foie plein de granulations ; souvent des escarres
,, gangréneuses comme dans la dyssenterie , à
,, la surface interne des gros intestins , et une
,, teinte bleuâtre dans tout le conduit intes-
,, tinal , par l'affection de la membrane mu-
,, queuse. ,,

Je termine ce que j'avais à dire sur l'emploi
des émétiques dans les fièvres adéno-meningées
par des comparaisons pathologiques qui peuvent
s'appliquer à cette pyrexie. Un praticien qui
administrerait la poudre de St.-Ange dans un
catharre nasal , des lavemens irritans dans la
diarrhée , des injections de même nature dans
la leucorrhée , dans l'intention d'évacuer les
mucosités, ferait preuve de son peu de sagacité ; eh bien ! les médecins physiologistes qui
connaissent la gastrite , ce caméléon pathologique, trouvent aussi inconséquente la conduite de ceux qui veulent voir encore des
maladies générales appelées fièvres , tandis qu'il
leur serait si facile et en même tems si avantageux de faire la médecine des organes , la
seule qui soit véritablement raisonnable.

Fièvres intermittentes. — En examinant atten-
tivement tous les phénomènes morbides qui ont

lieu durant les diverses périodes des fièvres intermittentes, on peut encore se convaincre que
toutes les fièvres ne sont que des symptômes
occasionnés par des inflammations internes plus
ou moins intenses et plus ou moins étendues.

Pendant l'accès, on observe tous les symptômes des pyrexies continues, ce qui fait que
des auteurs ont nommé ces phlegmasies périodiques, fièvres intermittentes, bilieuses, muqueuses etc., tandis que d'autres ont dit qu'elles
étaient compliquées. En faut-il davantage pour
prouver qu'elles ne sont que ces mêmes phlegmasies gastro-entérites, mais périodiques, et
qui donnent lieu aux mêmes effets ? Des phénomènes semblables ne peuvent être produits
que par des causes identiques.

Durant l'apyrexie, l'irritation cesse, le sang
quitte les organes sur lesquels il était concentré:
il semble même qu'il n'en reste pas assez pour
constituer l'état physiologique ; aussi, la langue
de rouge qu'elle était dans le moment de la
fièvre, devient pâle, lâche, surtout quand le
malade a déjà été tourmenté par plusieurs
accès. (1) La faiblesse ne se borne pas au

---

(1) S'il est vrai que la rate est un organe celluleux recevant le
sang superflu pendant la vacuité de l'estomac, il peut se faire que
durant l'état apyrétique des fièvres intermittentes, cet organe

lieu périodiquement affecté, elle s'étend aussi sur le reste de l'économie; il y a *langor virium*, le pouls est lent, mou, peu résistant ; il n'a aucune ressemblance au pouls existant dans ces faiblesses indirectes qui ont servi à dénoncer une phlegmasie intense, (fièvre adynamique); ici, il est petit, mais très-fréquent et serré.

La cause qui donne lieu à la cessation momentanée de ces inflammations est encore enveloppée de trop de ténèbres pour qu'on puisse l'expliquer ; mais ce qu'il y a de certain, c'est que les personnes douées d'une grande sensibilité, faciles à émouvoir, qui ont, si je puis m'exprimer ainsi, les propriétés vitales très-mobiles, en un mot qui sont nerveuses, sont les plus sujettes aux fièvres intermittentes ; c'est ce qui a fait dire aux pathologistes que cette maladie était entièrement nerveuse.

Serait-ce d'après cette opinion que la plûpart des médecins s'imaginent qu'elle peut exister cachée dans les organes de la sensibilité, comme on le voit par la dénomination de *fièvres inter-*

---

parenchymateux surchargé de tout le sang qui est en moins dans l'estòmac, augmente de volume soit par distension de son tissu qui continue d'admettre plus de fluide sanguin, ou plutôt, soit par un excès de nutrition. On sait qu'à la suite des pyrexies intermittentes qui ont duré quelque tems, rien n'est si commun que ces hypertrophies de la rate.

mittentes larvées, donnée à des inflammations externes périodiques sans mouvemens febriles? Peut - on imaginer de pareilles subtilités et soutenir ainsi des erreurs plutôt que de juger par analogie et dire : S'il existe à l'extérieur du corps, des concentrations des forces vitales revenant périodiquement, il doit en être de même dans les organes intérieurs! Si les médecins avaient la force de dégager ainsi leur esprit de toutes préventions, ils sauraient bientôt apprecier ces dénominations : *fièvres intermittentes larvée*, *ophthalmique*, *céphalalgique*, *syncopale*, *exanthématique* etc.

Les médicamens reconnus propres à guérir les fièvres intermittentes sont toujours nuisibles quand on les administre pendant l'accès, ce qui n'est nullement étonnant parce qu'ils sont doués de propriétés plus ou moins toniques ou excitantes : on les a désignés sous le nom générique d'anti-fébriles, et c'est bien improprement, puisqu'ils guérissent aussi d'autres maladies périodiques non fébriles ; ils mériteraient plutôt le titre d'anti-périodiques. Dire comment ces remèdes agissent pour détruire la périodicité, est encore au-dessus des connaissances actuelles : il faut avant cela connaître la cause de ces retours réguliers. C'est déjà beaucoup de savoir que la fièvre intermittente des auteurs est de nature inflammatoire, parce que le traitement, d'après cette connaissance, devient pour ainsi dire rationnel ; affaiblir les forces vitales pendant l'accès et les relever durant l'intermission , voilà ses bâses. L'une et l'autre indication ne peuvent être remplies qu'après que l'on a acquis la connaissance exacte de l'âge, du sexe, du tempérament , de l'idiosyncrasie, des habitudes , du régime de l'individu ; de la saison , du climat , de la constitution atmosphérique ; enfin de la force et de l'intensité de la maladie etc.

Observation d'une phlegmasie gastro - entérite quarte , guérie par le muriate d'ammoniaque , et la valériane off.

Croisier (Antoine) de Favière , département de la Meurthe , âgé de 40 ans, d'un tempérament bilieux , exerçant le métier de tisserand , fut pris d'accès fébriles qui revenaient tous les 72 heures , à la suite d'un refroidissement causé par une grande pluie du mois d'octobre 1818. Cet homme très-courageux continua de se livrer au travail pendant les premiers mois de sa maladie ; mais ses forces diminuant de jour en jour, il me fit appeller pour la première fois le 18 décembre 1818. A cette époque, les accès se prolongeaient depuis trois heures du soir jusqu'au lendemain matin. Le frisson avec tremblement durait deux, trois et quelquefois quatre heures, selon que le malade s'était plus ou moins ménagé. Pendant la chaleur et la sueur on observait tous les symptômes d'une fièvre dite bilieuse intense : la langue était couverte au centre d'un enduit jaune ; sa pointe relevée s'avançait bien en-deça des incisives et était rouge ainsi que les bords ; il y avait épigastralgie, nausées et anorexie, etc. Après la sueur, tous ces symptômes disparaissaient petit-à-petit et toutes les fonctions tombaient dans un état de faiblesse jusqu'à l'accès suivant. La langue se nettoyait, son tissu devenait pâle au centre, à la pointe et sur les bords, et s'élargissait assez pour remplir le demi-ovale formé par les dents inférieures. L'épigastralgie cessait, et une appétence marquée pour les substances d'une digestion facile se faisait ressentir. Les alimens lourds occasionnaient toujours une indigestion.

Voici quel a été mon traitement, qui a guéri cette ancienne maladie dans une mauvaise saison, et malgré les imprudences continuelles que commettait le malade. Pendant l'accès,

repos au lit ; diète ; tisane d'orge miellée ; lavemens et fomentations sur l'abdomen. Pendant
l'apyrexie, nourriture légère en petite quantité ;
eau vineuse ; deux prises par jour d'un mélange
de muriate d'ammon. gr. XII, et de valériane
off. pulv. gr. XVIII, délayés dans du vin sucré.
Le 12 janvier 1819, les accès étaient retardés
de deux heures et cessaient vers le milieu de
la nuit ; les forces renaissaient. Mais le malade
ayant fait des imprudences , le mal revint comme
auparavant et ne cessa entièrement que vers le
15 février.

Cette observation démontre que tous les excitans et toniques sagement administrés et secondés par le régime , peuvent guérir , comme
le quinquina , ces inflammations gastriques périodiques ; elle fait voir aussi que je me suis très-
bien passé des vomitifs. Au surplus , à quelle
époque les aurais - je employés ? Est - ce pendant l'accès ? mais je voyais tous les signes
d'une inflammation. Est - ce pendant l'apyrexie?
mais il n'y avait plus de signes de ces saburres
supposées ; la langue était nettoyée. Où avaient-
elles donc passé , ces matières bilieuses ?

En général , en pareil cas et dans toute inflammation intermittente, si quelquefois le vomissement provoqué n'est pas nuisible , il est

au moins inutile. Les guérisons qu'il a occasion-
nées sont très-peu nombreuses en comparaison
des maux qu'il a produits. Si on ne s'est pas
aperçu de cette vérité, c'est qu'on a fermé les
yeux sur ses effets nuisibles.

Je ne m'étendrai pas davantage sur les fièvres
intermittentes. Si elles sont des inflammations
périodiques des organes digestifs et qu'elles se
présentent sous les mêmes dehors que les fièvres
continues, elles réclament le même traitement.
Ainsi tout ce que j'ai dit précédemment relativement à l'emploi des émétiques se rapporte
à cette sorte de gastro-entérite. Je ne considère
pas l'apyrexie comme faisant partie de la fièvre :
je regarde cet état comme la convalescence de
l'accès qui a précédé, lequel serait suivi de la
santé, si ce dernier état n'était changé par le
retour de la maladie. Qu'on examine un conva-
lescent d'une autre gastro-entérite, on verra
si je me trompe.

Phlegmasies cutanées (variole, rougeole, érysipèle). Les maladies produites par un virus et
celles qui tiennent à un air vicié par quelques
foyers putrides, ou à une réunion d'individus
malades, comme la variole, la rougeole, la
peste, le typhus, sont celles qui déterminent
le plus de complication. Ces affections épidé-

miques semblent pouvoir envahir tous les organes à-la-fois ; elles les jettent dans un état
d'érétisme morbide que la moindre cause fait
passer à l'inflammation. Aussi , quelle prudence
il faut avoir en les traitant! quelle sagacité physiologique il faut déployer! Dans aucun cas,
ces maladies ne peuvent être appelées simples ,
parce qu'elles sont toujours plus ou moins compliquées, et même jusqu'à la mort disposées à
le devenir encore davantage; ce qui explique
cette foule d'accidens que fait naître le moindre
écart dans leur traitement.

Dans la variole et la rougeole, outre la phlegmasie de la peau , on observe des catharres
des yeux, du nez, de l'arrière - bouche, des
bronches, de l'estomac, des intestins ; des inflammations parenchymateuses , des hémorrhagies
et un nombre infini de symptômes alarmans
qui se manifestent sur tous les organes ; on
pourrait même dire sur tous les tissus. Toutes
ces lésions rassemblées sur le même individu
sembleraient au premier coup d'œil , faire
croire à des maladies générales qui devraient
même être placées avant celles que les pyrétho-
logistes décrivent.

Comment peut-on dans de telles exaltations
des forces de la vie s'exposer à provoquer le

vomissement pour combattre quelques symptômes appellés embarras gastriques, fièvres bilieuses? que résulte-t-il de ce moyen thérapeutique? Les organes trop souffrans, trop excités, ne peuvent, en raison des violentes secousses qu'ils éprouvent, déterminer les crises salutaires dont j'ai parlé; ils passent à des sur-excitations qui amènent en peu de tems l'adynamie, l'ataxie et la mort.

Ces terminaisons sont inévitables; car toutes les parties de l'économie animale, mises en mouvement par un émétique, sont malades, comme je viens déjà de le faire remarquer, ou disposées à le devenir. Quel sera donc l'organe propre à être modifié de manière à produire un effet révulsif? est-ce la peau couverte de boutons? sont-ce les intestins affectés de catharres? Si l'irritation reste fixée sur l'estomac, on verra naître une violente gastrite, qui entravera dans sa marche l'exanthême cutané.

C'est, non-seulement pour détruire les complications qu'on provoque le vomissement dans les phlegmasies de la peau, mais aussi pour ranimer ces éruptions quand elles languissent, et les provoquer quand elles tardent trop à paraître. On fonde ces indications sur les sympathies qui existent entre l'estomac et la peau;

l'observation prouve, dit-on, que la sueur succède au vomissement; voyons comment s'établit cette liaison. Excitation, par l'émétique, de la surface gastro-duodénale; efforts de vomissement; contractions de tous les muscles, (ceux des membres entrent en action pour donner des points d'appui fixes à ceux de la poitrine et de l'abdomen); par suite, accélération du cours du sang; respiration plus fréquente, d'où augmentation de la chaleur générale. Voilà, si je ne me trompe, comment s'établit cette diaphorèse, qui n'arrive pas toujours sans accidens; car, si l'excitation de l'estomac est trop forte, la gastrite survient; si les poumons ou d'autres organes sont affaiblis par quelques maladies antécédentes ou présentes, ils s'enflamment.

Espérons que bientôt cette pratique, à force d'être démentie par le raisonnement et l'observation, sera abandonnée, comme la méthode échauffante fut sacrifiée par l'immortel *Sydenham*.

Observation d'une gastrite produite par l'émétique administré dans l'intention d'accélérer l'éruption de la rougeole.

Un enfant de neuf mois fut pris au mois

d'août 1818 d'une fièvre légère avec quelques taches de rougeole aux environs des lèvres. Le médecin ordinaire de la maison administra une dose d'émétique proportionnée à l'âge et à la force de l'enfant, dans l'intention d'accélérer l'éruption et de vider l'estomac.

Le vomissement eut lieu, mais l'exanthême loin de paraître se supprima le même jour, et une fièvre violente accompagnée de convulsions générales se déclara. Pour calmer ces accidens, on administra par cuillerées une potion dite anti-spasmodique (Eau dist. aromatiq. Laud. liq.; Ether sulf. et sirop) qui ne fit qu'empirer le mal. L'émétique avait été pris le matin. Je fus appelé à onze heures du soir; il ne me fut pas difficile de reconnaître une gastrite, cause de tous les symptômes existans : trois sangsues appliquées sur l'épigastre, une solution de gomme dans de l'eau sucrée et des lavemens produisirent des effets marqués au bout de trois heures. Le lendemain, l'éruption reparut et la maladie suivit son cours ordinaire jusqu'à parfaite guérison.

Cette observation confirme ce que je viens d'avancer.

Si l'érysipèle vrai tenait toujours, comme on le dit, à la présence de la bile dans les

premières voies de la digestion qu'il ne s'agi-
rait que d'évacuer pour opérer la solution de
la maladie, de l'eau tiède et un doux minoratif
ne rempliraient - ils pas aussi bien cette indication qu'un violent émétique ?

Je ne disconviens pas qu'une irritation gastrique, (embarras gastrique, fièvre bilieuse),
puisse devenir la cause d'une phlegmasie de
la peau ; elle donne bien lieu à des bubons, des
phlegmons, mais dans le plus grand nombre
des cas l'érysipèle précède l'affection des premières voies de la digestion. Voici une observation qui va prouver cette dernière proposition et faire voir que la bile peut bien être
dissipée sans vomitifs.

Isérable, soldat au 4.ᵉ régiment de cuirassiers, âgé de 28 ans, d'un tempérament
bilioso-sanguin, était affecté depuis 7 ans d'une
inflammation érysipélateuse à la jambe gauche,
qui se renouvelait chaque année au printems.
Vers la fin du mois de mars 1814, elle se déclara comme à l'ordinaire, et détermina une
fièvre légère avec tous les symptômes bilieux
qui caractérisent un embarras gastrique. Les
années précédentes ces phénomènes morbides
se continuaient malgré le traitement jusqu'au
13.ᵉ ou 20.ᵉ jour ; cette année, le malade ne

voulut' pas entrer à l'hôpital de Caën , crai-
gnant d'être infecté par la maladie qui y régnait ,
et continua de panser son cheval jusqu'au 6.ᵉ
jour à dater de l'invasion de la phlegmasie ;
mais il fut obligé de le quitter ce jour même ,
parce qu'il reçit un coup de pied à la jambe
malade qui lui fit une plaie d'un pouce de long ,
au centre de l'érysipèle. Cet accident loin d'être
funeste , fut avantageux ; car le surlendemain
la plaie entra en pleine suppuration , l'inflammation de la peau se supprima et avec elle
tous les symptômes bilieux ; de sorte que cette
maladie qui, les années précédentes , mettait 15
à 20 jours pour parcourir ses diverses périodes ,
fut guérie cette fois en dix jours. Cependant le
traitement que j'ai employé n'a consisté que
dans le régime et des boissons acidulées.

On voit que cet érysipèle vrai, périodique
annuel , n'était pas dû à la présence de la bile
dans l'estomac, puisque cet organe a été entièrement débarrassé sans évacuans. Les personnes qui suivent la pratique de M.ʳ Du-
puytren ont fréquemment occasion de faire de
pareilles observations. On sait comment il traite
les érysipèles au moyen des vésicatoires.

Ophthalmie et angines. — Dans ces maladies,
on conçoit très-bien qu'une forte irritation de

l'estomac produite par un émétique, peut apporter une guérison presque subite ; mais pourquoi recourir à un remède si violent et qui expose à tant d'accidens quand on en possède d'autres aussi efficaces et plus doux ? je le répète encore une fois, quand le vomissement provoqué n'est pas immédiatement suivi de complications dangereuses, il laisse toujours dans l'estomac une vive sensibilité, un éréthisme qui le dispose aux phlegmasies chroniques que l'on prend pour des faiblesses ou des névroses et que l'on traite en conséquence ; aussi, qu'ils sont communs ces prétendus engorgemens par débilité, ces obstructions, ces squirres etc.!

Croup et coqueluche. — Le croup est encore une inflammation contre laquelle on emploie l'émétique, dans l'intention de l'entraver dans son début et de provoquer l'expulsion de la fausse membrane lorsqu'elle est formée. *Home* dit avoir observé qu'il est toujours nuisible pour remplir la première indication, tandis que Crawford en fait l'éloge ; Salomon, Callisen et Michaëlis ne le prescrivent qu'après l'emploi de la saignée. Cette diversité d'opinions tient à la manière de voir ses effets subséquens. Si on provoque le vomissement au moment même que la maladie débute, on peut obtenir une révulsion salutaire; mais , si déjà les douleurs ont porté le trouble dans les voies digestives , il donne lieu à de nombreuses inflammations que l'on nomme fièvres et que l'on combat encore par le même moyen ; aussi n'est-on pas étonné d'entendre dire : « Dans le croup, le passage „ de l'état inflammatoire à l'état adynamique „ se fait quelquefois si promptement, qu'on „ doit toujours être en garde contre cette mé- „ tamorphose. „ Le même auteur dit aussi : « Il ne faut cependant point se rassurer sur „ un succès obtenu promptement par le vo- „ missement provoqué ; quelquefois il est réel, „ mais plus souvent il n'est que momentané ; „ et bientôt , un développement rapide du mal „ oblige d'avoir recours à un moyen plus puis - „ sant : ce moyen est la saignée „.

Où sont donc les heureuses suites de l'émétique? Serait-ce quand on l'emploie pour expulser la membrane croupale ? mais oublie-t-on qu'à mesure que le vomissement fera rendre des fragmens de ce produit de l'inflammation , ce qui est déjà très-difficile , de nouvelles parties viendront remplacer les premières ? C'est la sécrétion viciée qu'il faut combattre.

La coqueluche , qui est aussi une affection des voies aëriennes , ne réclame pas plus que le

croup la provocation du vomissement ; car ,
presque toujours l'estomac se trouve lésé à la
suite de ces quintes violentes qui caractérisent
cette maladie si funeste au jeune âge. Si on
obtient quelquefois des effets avantageux par
cette sorte de révulsion , il ne s'ensuit pas que
l'on soit autorisé à la déterminer comme on le
fait si fréquemment. On peut obtenir d'autres
médications par des agens thérapeutiques autres
que l'émétique , aussi efficaces , moins pénibles
pour les malades , et qui ne laissent par la suite
sur les organes aucune trace de leur effet. Je veux
parler de la pommade du docteur Autenrieth ,
des épispastiques , des vésicatoires , et de tant
d'autres moyens qui sagement appliqués réussissent bien mieux que ce sel triple. Quelle indication les médecins veulent-ils remplir en l'ad-
ministrant ? ceux-ci disent que la cause prochaine
de la coqueluche est dans l'estomac et qu'ils
ont l'intention de la combattre , quoiqu'ils soient
loin de voir le moindre rapport entre le mal et
le remède : ceux-là répondent qu'ils cherchent
à évacuer les glaires , soit des bronches soit de
l'estomac ; enfin . d'autres moins occupés de leur
jugement que de leur mémoire , s'appuient sur
l'expérience , et se contentent de citer des observations de tel ou tel auteur qu'ils ont en-
tassées dans leur tête.

Nous avons vu dans presque tous les cas,
les émétiques agir comme révulsifs sur l'organe où on les applique, ou secondairement
sur d'autres plus ou moins éloignés ; ceci posé,
dans la coqueluche il est évident que l'on ne
doit pas chercher à obtenir l'effet révulsif sur
l'estomac, parce qu'il est presque toujours irrité
ou disposé à le devenir, ce qui apporte une
complication fâcheuse ; et dans le cas où l'affection des voies pulmonaires viendrait à cesser
par une dentéropathie qui se ferait sur l'estomac,
le remède serait pire que mal. Vouloir déterminer une révulsion secondaire, serait agir en
imprudent ; car, calculer ainsi les actions des
organes, surtout quand ils sont dans un état
pathologique, c'est par trop vouloir conduire
à son gré les forces vitales.

Gastrite. — La gastrite se présente sous tant
de nuances, sous tant de formes diverses ; son
étude est d'une telle difficulté que, jusques dans
ces derniers tems, les auteurs ont décrit la plûpart de ses symptômes comme autant de maladies essentielles désignées sous des noms dif-
férens. Ces erreurs sont tellement enracinées,
que les anciens médecins ne veulent pas les
sacrifier, et que le plus grand nombre conti-
nuent de les mettre en pratique. Mr Broussais

lui-même ne s'en est affranchi qu'à force d'avoir répété les mêmes observations, comme on peut le voir dans son précieux traité des phlegmasies chroniques ; on y lit : *Phlegmasie chronique* (de tel ou tel organe, *avec fièvre bilieuse et gastrite latente*). On voit qu'à cette époque, ce grand observateur, encore sous le joug du système des solidistes Browniens, considérait les phéno-mènes de la gastrite comme une maladie es-sentielle, et, dominé par cette idée, il recher-chait en vain les symptômes de l'inflammation de l'estomac: enfin, après avoir fait de nom-breuses ouvertures cadavériques, il est parvenu à découvrir les grandes vérités que renferme son *Examen de la doctrine médicale*.

Si j'avais suivi la classification des maladies d'après ce dernier ouvrage, j'aurais traité de toutes les maladies énoncées ci-après, parce qu'elles ne font qu'une relativement à leur cause prochaine, et parce qu'elles réclament le même traitement. C'est déjà dire que le vomissement provoqué leur est contraire.

Voici un exposé des divers noms que l'on donne aux gastrites, selon qu'elles sont plus ou moins compliquées, plus ou moins intenses, ou qu'elles sont différenciées par des causes dépendantes de l'individu ou des objets qui l'environnent.

Les embarras gastriques des auteurs, les fièvres bilieuse, muqueuse, putride, ataxique, jaune, ardente, le typhus, la peste et les gastrites reconnues par tous les auteurs, sont pour l'état aigu. Quand elles n'occasionnent que quelques symptômes prédominans, c'est pour l'état chronique; on les nomme hypochondrie, mélancolie, cardialgie, pyrosis, dyspepsie, boulimie, pica, etc. Comment l'esprit n'aurait-il pas été détourné de la cause prochaine, par cette foule de dénominations qui importent avec elles tant d'attributions qui en éloignent? J'ai parlé des gastrites aiguës : les bornes que je me suis prescrites ne me permettent pas de m'occuper des chroniques; en conséquence, je ne puis mieux faire que de renvoyer aux ouvrages de M. Broussais; c'est là qu'on pourra se convaincre de l'indispensable nécessité d'en faire une étude plus approfondie, si on veut exercer la médecine avec succès et éviter toutes les fautes graves que commettent journellement certains médecins.

Dyssenterie. — Comment préconiser le vomissement d'une manière aussi empirique dans une maladie qui est presque toujours accompagnée de l'irritation de l'estomac et des premiers intestins? est-il permis, aujourd'hui que l'on est si avancé en physiologie, d'administrer des médicamens sans avoir toujours présente à l'esprit leur action immédiate et secondaire sur les organes sains et malades? devons-nous donc encore, malgré les grandes connaissances que nous avons acquises, avoir recours, dans nos discussions polémiques et cliniques, à la manière de voir des médecins des siècles précédens et regarder leur opinion comme faisant autorité? N'est-on pas revolté quand on voit des médecins prescrire encore les purgatifs dans la dyssenterie, parce que Pringle, Dégner, Zimmerman, disent avoir réussi par cette pratique, que la moindre dose de bon sens ne peut admettre? Ces praticiens en appellent cependant à l'expérience, ainsi que Dehaen, Vogel et Quarin qui les rejettent, et citent comme eux un grand nombre de guérisons pour venir à l'appui de leur méthode. Mais, dira-t-on, que faire dans un tel conflit d'opinions ? se reporter aux connaissances actuelles, observer soi-même et mettre toutes les idées systématiques de côté ; étudier la nature de la maladie, les propriétés chimiques des médicamens et leurs effets sur les organes sains et malades.

C'est en suivant cette marche sage, que l'on apprendra que la cause prochaine de la dyssenterie est une inflammation des gros intestins qui a une tendance à se propager par voie de continuité vers la portion supérieure du tube digestif, comme l'observation le démontre ; le vomissement provoqué favorise cette complication et fait changer le siége de la maladie qui devient plus grave et plus sûrement mortelle. Cette proposition n'est pas systématique puisque l'action immédiate des émétiques est de déterminer une forte irritation de la muqueuse de l'estomac, et que presque toutes les dyssenteries sont accompagnées de fièvres essentielles. Les émétiques entrent souvent pour quelque chose dans ces complications.

Si l'ipécacuanha a été regardé comme un spécifique, c'est que dans des cas peu graves, par les secousses imprimées à l'estomac, il a réparti l'action vitale sur cet organe ou sur la peau, et que toutes les fois qu'il a déterminé des accidens on n'a pas voulu l'accuser.

Péripneumonie. — Stoll, qui attribuait la plûpart des péripneumonies à la simple action de la bile, devait, d'après ses raisonnemens, prescrire les émétiques pour évacuer cette hu-

meur et la détourner de dessus les organes de
la respiration. Dominé par cette idée, ce praticien était loin de croire que les changemens
en mal qui succédaient à l'administration de
ces évacuans, en étaient les effets consécutifs,
tandis qu'il leur attribuait toutes les guérisons.

Aujourd'hui qu'on rejette les idées de Stoll,
on ne dit plus que la bile se porte sur les
poumons; mais on accuse sa seule présence
dans l'estomac, de déterminer d'une manière
sympathique l'inflammation de ces organes. C'est
d'après ces idées erronées, l'autorité du médecin précité et quelques guérisons obtenues qu'on
continue de provoquer le vomissement. On ne
veut pas s'apercevoir que dans la plûpart des
cas, il entrave les efforts salutaires de la nature
et donne une direction vicieuse aux forces de
la vie, qui, par le fait de la maladie, sont
déjà trop disposées à se concentrer.

Est-ce donc, quand les organes respiratoires
sont engoués par la trop grande abondance de
sang et des fluides muqueux, quand des vaisseaux délicats sont prêts à se rompre, qu'on
peut mettre en mouvement tous les viscères,
tous les muscles de la vie organique et de la
vie animale, qui compriment les artères et les
veines et accélèrent le cours du sang que con-

tiennent ces vaisseaux ? Non ce n'est pas dans
de pareilles affections que l'on peut agir de la
sorte ; au contraire c'est une tranquillité parfaite, c'est un affaiblissement des propriétés
vitales qu'il faut produire. Tout médecin au
niveau de la science, pensera comme moi,
surtout quand il verra le succès de sa pratique
confirmer les vérités qui ont pour base la saine
physiologie. Tout en adoptant quelques bonnes
idées de Stoll et en admirant son esprit d'observation, comme lorsqu'il dit, par exemple,
que « les pleurésies et plévro-péripneumonies
„ bilieuses, putrides, malignes, pestilentielles,
„ ne diffèrent que par le degré et l'intensité „ ;
il rejettera ses pneumonies bilieuses et sa pratique, qui n'est plus de saison, parce qu'elle est
par trop contre l'expérience et le raisonnement.

Hépatite. — J'eus occasion de donner des
soins à une fille qui, âgée de 30 ans, qui était
affectée d'une inflammation du foie, marquée
par une douleur vive, augmentant par une
forte inspiration, et surtout par la pression que
j'exerçais sur les côtes asternales du côté droit,
un mal d'épaule continuel, etc. Le troisième
jour, à dater de l'invasion de la fièvre, le mal
ayant beaucoup augmenté et me trouvant à la
campagne, on envoya chercher un officier de

santé qui , pour calmer les accidens et dissiper l'embarras gastrique prescrivit l'émétique *illicò*. Fort heureusement cette fille ne le prit pas. A mon retour je lui fis une saignée et je prescrivis une diète sévère. Ces moyens joints à d'autres antiphlogistiques calmèrent en peu de tems l'hépatite et la prétendue fièvre bilieuse. Si le vomissement eut été provoqué, la fièvre adynamique se serait sans doute déclarée ; car toutes les conditions propres à son développement étaient réunies : le sujet était fort et sanguin , la phlegmasie était intense et concentrée dans une seule région du ventre sur des organes très-sensibles qui auraient souffert directement les grands mouvemens immédiats et secondaires qu'eut produit l'émétique.

Cette observation montre que les saignées et les délayans dissipent très - bien les saburres.

La raison et l'expérience font rejetter l'emploi des émétiques dans les douleurs rhumatismales et goutteuses , ainsi que dans les hémorrhagies ; cependant il y a des cas où l'on désespère de sauver les malades , qui peuvent autoriser leur emploi , par exemple , dans une hémorrhagie excessive que nul moyen ne peut arrêter.

Colique de plomb. — J'arrive à la colique de

plomb. Je ne pense pas que le vomissement provoqué au moyen de forts émétiques puisse convenir dans cette affection qui laisse souvent à sa suite, comme le démontre l'ouverture des corps, l'estomac, les intestins et quelquefois la vessie parsemés de taches rouges ou brunâtres, des squirres de l'estomac (*Débois*), des rétrécissemens du canal intestinal (*Débois* et *Hoffman*), des inflammations de l'estomac (*Zeller*). Les émétiques doivent faire place aux médicamens adoucissans, mucilagineux, comme le prescrivent *Déhaën* et *Tronchin*.

Cas qui autorisent la provocation du vomissement.

Je pense que l'on peut provoquer le vomissement, pour :

1.º Expulser des corps étrangers introduits dans les organes.

2.º Expulser des corps étrangers qui prennent naissance dans l'économie.

3.º Déterminer une irritation de l'estomac.

4.º Provoquer une action sur les organes plus ou moins éloignés de l'estomac.

5.º Enfin, réveiller la sensibilité générale engourdie.

Ainsi, toutes les fois que des alimens introduits dans l'estomac , exigent pour être digérés un travail au-dessus des forces de cet organe, qu'ils déterminent des éructations , des vomi-turitions , des pesanteurs vers la région épigas-trique, accompagnées de céphalalgie, et les autres symptômes qui caractérisent ce que l'on nomme une indigestion , on doit provoquer le vomissement ; par ce moyen, on prévient l'irritation des muqueuses gastriques qui devien-drait la cause prochaine d'un embarras des premières voies.

Quelquefois des os ou autres corps étrangers s'arrêtent dans l'œsophage ou dans le larynx ; de grands efforts de vomissement peuvent être très-utiles pour les faire ressortir par la bouche. On voit aussi l'estomac contenir diverses subs-tances qui ne peuvent franchir le pylore ; après les avoir enveloppées dans des alimens mous , demi-consistans , le vomissement provoqué pourrait leur faire traverser le cardia.

Dans un cas de blessure grave , on fera bien de vider l'estomac , pour prévenir une indi-gestion et les suites , qui dans ce cas , seraient très-alarmantes.

Une attaque d'apoplexie qui succède à un repas copieux , réclame aussi l'usage d'un émé-tique. Mais faut-il le faire avant ou après la saignée? Cette question qui a fixé l'attention des auteurs les plus distingués , est trop bien résolue par les observations de M. le docteur Portal pour que je m'en occupe. Je pense avec lui que la saignée doit précéder le vomissement qui pourrait bien augmenter la conjestion par l'accélération qu'il apporte toujours dans le cours du sang. Au surplus qu'a-t-on à craindre de la saignée? une indigestion ; mais qu'est-elle auprès d'un épanchement sanguin dans le cerveau ?

Dans les cas d'empoisonnement , tous les médecins connaissent sûrement les avantages que l'on retire du vomissement quand il est provoqué à tems.

Est-il prudent et peut-on provoquer de violentes secousses de vomissement pour évacuer une vomique, des calculs biliaires ?

Par l'irritation qu'ils provoquent sur l'estomac et le duodenum , les émétiques guérissent assez souvent des inflammations plus ou moins éloignées du lieu de leur action. Dans ces cas , ils agissent de même que les vésicatoires , les synapismes etc. ; mais que leur suite est loin d'être aussi innocente! Qu'on ne se félicite pas d'avoir guéri une ophthalmie , une angine , une diarrhée , une érysipèle , par le vomissement

provoqué, parce qu'une telle conduite thérapeutique est trop blamable sous tous les rapports. Que penserait-on d'un médicastre qui
viendrait dire, avoir enlevé la goutte, des
rhumatismes par le même moyen ? je sais bien
que dans quelques maladies on court moins
la chance de voir survenir une gastrite ; mais
l'estomac n'en souffre pas moins, et il conserve
une sensibilité qui le fait tomber tôt ou tard
dans une phlegmasie chronique, maladie des
plus difficiles à traiter.

On ne doit donc chercher à provoquer une
irritation de l'estomac par les émétiques, que
dans des cas extrêmement urgens ; comme par
exemple : quand il se fait un épanchement séreux
dans l'intérieur du crâne, dans une ascite es-
sentielle. le canal digestif étant très-sain et
dans d'autres circonstances qui ne peuvent être
appréciées qu'au lit des malades par les médecins versés dans les sciences physiologiques,
par ceux surtout qui connaîtront les nombreuses
formes sous lesquelles se déguisent les affections de l'estomac.

Au moyen du vomissement provoqué, se
proposer d'agir sur un organe par l'intermède
de l'estomac sous le *spécieux prétexte des liaisons
sympathiques*, est par trop raisonner et vouloir

faire manœuvrer à son gré les forces de la vie. J'avoüe que ces *subordinations d'organes* se font assez souvent remarquer sans qu'on ait même l'intention de les mettre en jeu. (C'est ainsi que l'on guérit des inflammations appellées fièvres, que l'on détermine des éruptions cutanées). Mais ces cas fortuits sont loin de suffire pour autoriser des chances aussi périllenses.

Dans l'état d'engourdissement, d'apathie, que l'on nomme prodrome du typhus, le vomissement provoqué apporte assez souvent un bien-être manifeste. Il semble qu'en déterminant d'abondantes sécrétions et excrétions les miasmes morbides soient entraînés et rejettés au-dehors de l'économie, qui bientôt rentre dans son état accoutumé. Mais pour obtenir ce succès, il faut s'y prendre dans le moment où ces émanations n'ont encore qu'effleuré, pour ainsi dire, les surfaces organiques ; autrement le médicament doublerait le mal.

Dans les asphyxies, le narcotisme sans inflammation, je pense que le vomissement provoqué peut être utile en réveillant la sensibilité générale engourdie.

Je termine ici ce que j'avais à dire sur le vomissement provoqué ; ce sujet pourrait recevoir un plus grand développement, par une plume plus exercée que la mienne. Mais que les lecteurs soient indulgens et qu'ils me pardonnent d'avoir, dans ce travail, moins consulté mes forces que le désir d'être utile à l'humanité, en appelant l'attention sur un des abus qui font encore le tourment des médecins intéressés aux progrès des sciences médicales.

FIN.

ERRATA.

Page 23, ligne 20 : les membres et la tête *cherchant;* lisez ; *cherchent.*

Page 25, ligne 20 : que le diaphragme se *contractait;* lisez : se *contracte.*

Page 40, ligne 16 : *compllcations;* lisez : *complications.*

Page 43, titre : Fièvres *bilieuses;* lisez : *bilieuse.*

Page 44 : la cause *prédisposante et occasionnelle;* lisez : les causes *prédisposantes et occasionnelles.*

Page 73, ligne 5 : il fut obligé *de le quitter ;* lisez : il fut obligé *de quitter son service ce jour même.*

AUTRES FAUTES A CORRIGER.

Page 7, ligne 1.re : *qu'il détermine,* lisez *qu'ils déterminent.*

Page 32, ligne 3 : *dento-chlorure,* lisez *deuto-chlore...*

Page 34, ligne 21 : *inappréciable,* lisez *inappréciables.*

Page 59, ligne 23 : *dent*éropathie, lisez *deut*éropathie, ainsi qu'à la page 77.e, ligne onzième.

Page 68, ligne 24 : pyré*th*ologistes, supprimez l'*h.*

TABLE DES MATIÈRES.